抗がんエビデンスを得た

生薬フアイア

新見正則医院 院長
新見 正則

各種がん・
免疫疾患に
科学的根拠が
続々登場

株式会社 新興医学出版社

第0章

まえがき

私はオックスフォード大学大学院で移植免疫学を学んできました。通常、臓器移植を行う時には拒絶反応が起こります。その拒絶反応を安全に抑えることができれば、これまで無力だった、臓器の機能不全による治療不可能な病気に打ち克つことができます。この拒絶反応は、主に人間が持っている免疫システムが反応して起こります。免疫をコントロールすることが、臓器移植の大きな成功の鍵となります。

免疫と病気には深い関係があります。

免疫システムの不調を表す状態は、わかりやすく言うと**免疫低下、免疫亢進、免疫混沌の3つに大きく分類**することができます。免疫混沌は聞き慣れない言葉ですが、この概念を知っておくと免疫と様々な病気の関係がわかりやすくなります。

免疫が低下することで生じるがん（悪性腫瘍）や感染症、免疫が亢進（暴走）することで生じる喘息やリウマチなどの自己免疫疾患や花粉症、アトピー性皮膚炎、アレルギー疾患などが有名です。

さらに、一見免疫とは無関係と思えるような不妊症や精神疾患、そして心血管イベントや認知症などについても、免疫異常の関与が推測されます。現代医学的に予防や治療に限界がある領域には免疫異常が関与している可能性があります。これが免疫混沌です。

がんなどの免疫低下に対する治療薬の代表はニボルバム（商品名オプジーボ）です。ニボルバムは免疫チェックポイント阻害剤であり免疫の働きにブレーキがかからないようにする薬剤です。ニボルバムが登場するまでは西洋医学の治療薬では明らかに免疫力を上げる薬剤はなかったのですから、がん治療に使用されるこの薬剤の開発は大きな研究成果です。

次に免疫が亢進して生じる喘息などの疾患に対する治療は、免疫システム全体を下げること、つまり免疫抑制剤を使用することで症状を楽にします。その代表がステロイド剤です。

JCOPY 88002-887

そして不妊症など原因がよくわからない症状を引き起こす、免疫混沌に対しては、免疫を中庸にすることが大切なのです。

しかし、西洋医療で免疫システムを中庸に保つ治療法は確立されておらず、これまでは睡眠、休養、栄養、運動などをコントロールし基本的な生活習慣を整えることが経験的に有用とされてきました。

しかし、それまでの考え方を覆すような医学的報告が2018年にされました。中国の研究チームから免疫疾患に効果を発揮する天然生薬であるファイアの研究成果が発表されたのです(1)。

ファイアとは学術名 Trametes robiniophila Murr というキノコおよび、その菌糸体から抽出した生薬成分です。2018年に発表されたこの研究内容は、「臨床で1000例規模に及ぶ肝臓がん手術後の患者さんに対しファイアを投与し観察した結果、96週間後にファイアを服用した群はしなかった群に比べて、無再発生存率で明らかな有意差があった」

という驚くべきものでした。

免疫低下状態であるがんや感染症に対して免疫を上げる効果で高いエビデンスを獲得したファイア。これだけでもその効果を実証した大規模臨床試験なのですが、同時に様々な疾患に対しても臨床研究がなされ、免疫亢進状態である喘息、乾癬、IgA腎症にも有効であるというデータが次々と発表されました(2)(3)(4)(5)。免疫の低下、亢進、混沌の3つの状態に同時に効果を発揮する薬剤は現在のところ西洋医薬品でもひとつも見当たらず、ファイアは免疫システムを中庸にする生薬であることが世界に認められ、免疫を専門とする医療分野で注目を集めたのです。

これまで免疫システムを中庸に安定させる西洋医薬品が開発できない中で、なぜ天然生薬であるファイアが西洋医学でここまでの効果のエビデンスを突然獲得することになったのか。免疫を専門とする科学者の間で大きな関心が寄せられました。

その後2019年に、ファイアの免疫システムを中庸に保つメカニズムについて解明された内容が、1905年創刊の査読つきの米国生化学・分子生物学会による学術誌で、最も権威のある生化学ジャーナルのひとつであるJBC（Journal of Biological Chemistry）で発表されました。ファイアに含まれる成分のひとつ、TPG－1という多糖タンパク質が発見され、それが免疫システムに作用していることがわかりました(6)。

TPG－1は「第三の生命鎖」と呼ばれる糖鎖の一種であり、細胞間の情報伝達において不可欠なコミュニケーションの役割を果たしています。免疫システムの安定化はこの細胞間コミュニケーションにより機能していることもわかっています。TPG－1を多く含むファイアは細胞を取り巻く糖鎖を整え、その結果様々な免疫異常の症状に効果を発揮しているのです。

ファイアが免疫異常により起こる様々な病気の治療、予防、再発予防に大きな効果を発揮していることが明らかになり、その重要な成分のひとつである糖鎖は、今後もさらなる応用、研究が期待されています。

本書では、この不思議な振る舞いをする生薬ファイアの魅力について解説してまいります。この書籍は医師だけでなく、長期に渡り病と付き合っている方に寄り添う医療従事者、その家族、そして患者さん本人にもできるだけわかりやすく書いております。本書を手に取った皆様には、ファイアの効果、成分、作用機序、そしてその可能性に魅力を感じていただき、臨床にお役立ていただきますと幸いです。

この書籍を免疫を専門としない医師や、そして患者さんにも読みやすい内容とするために、ついつい難しい論理展開となる私の文章を平たく、そしてわかりやすくするために、ライターである江川雄一さんにお手伝いをいただきました。

(注) 本文中に引用した研究論文 (カッコ付き数字にて記載) は和訳したタイトルにて掲載しました。原題・雑誌名・発表年は巻末のエビデンス一覧にてご参照ください。

目次

第3章　ファイア有効成分の発見〜糖鎖とは〜

第1章

免疫と病気

免疫と病気には深い相関があります。

免疫が低下することで生じるがんや感染症、免疫が亢進（暴走）することで生じる喘息やリウマチなどの自己免疫疾患や花粉症、アトピー性皮膚炎、アレルギー性疾患などがそれにあたります。それに加え、不妊症や精神疾患、そして心血管イベントや認知症などは免疫混沌に分類され、免疫系の関与が推測されます。現代医学的に予防や治療に限界がある領域には免疫異常が関与している可能性があると考えられています。

しかし、一般的に免疫と聞くと、予防注射などで使用されるワクチンを想像する方がほとんどです。アトピー性疾患、喘息、花粉症といった疾患に免疫システムが関連していると伝えると、ほとんどの患者さんが驚きます。

多くの医師も、免疫を苦手としています。それ程、免疫システムを深く、正しく理解をすることは難しく、まだ明らかになっていないことも多いのです。その解明されていないことを把握できていない現状が、免疫の複雑さとさらなる研究の必要性に繋がります。

しかし、医師や患者さんに対し、あらゆる疾患に免疫が関与している可能性を理解してもらうことはとても重要だと考えています。なぜなら、患者さんが自身の疾患が免疫に関与していることを理解すると、普段の生活や疾患との向き合い方が変化します。医師と患者さんとのコミュニケーションも円滑になります。

ですから、免疫システムすべてを深く学ばなくとも、それぞれの疾患と免疫がどのように相関があるのかを理解することは日々の臨床にとってプラスになります。

免疫の低下、亢進、混沌について

免疫システムとは、自己と非自己を分け、非自己から自己の体を守る仕組みのことです。免疫システムがうまく機能していない状態を3つに分けると理解しやすいです。**免疫低下、免疫亢進、免疫混沌の3つです。**免疫混沌とは免疫低下と免疫亢進が入り交じった状態で、この概念をいれると様々な疾患と免疫異常の関係がわかりやすくなります。

1つ目の免疫異常は免疫の低下です。免疫の低下によりがんや感染症が発症することはよく知られています。

ウイルスや細菌などの病原体は非自己です。それらを排除する仕組みが人間には備わっています。また、自己から発生する悪性腫瘍（がん）も、無限増殖する部分を非自己として認識し、免疫システムの攻撃対象となります。免疫システムが日々発生するがんから体を守っています。

その免疫システムに不具合が生じることで、腫瘍の拡大を食い止めることができず、がんが制御不能になります。

また、このシステムに不具合が生じ、自己に非自己なものが入り込むことによって、感染症を発症します。

続いて、2つ目の免疫異常は免疫の亢進です。これは、免疫システムが過剰に反応し、暴走してしまうことです。アレルギー性疾患や喘息、腎炎、膠原病、リウマチなどがその代表です。免疫システムは、特定のタンパク質に対して個別に働いています。その働きが亢進すると、自己にダメージを与えてしまうことがあります。例えば、花粉に対しての免疫システムが亢進すると、花粉症を発症します。単に花粉を攻撃するだけでなく、自己の目や鼻の粘膜にもダメージを与えてしまうのです。関節に存在するタンパク質への免疫システムが亢進すると、関節リウマチになります。

3つ目の免疫異常は、免疫の混沌です。免疫力が亢進するリウマチにかかっている方でも、免疫低下で発症するがんになることがあります。がんで免疫力が低下しているからと言って、免疫亢進で起こるアトピー性皮膚炎や喘息が楽になるとは限りません。

つまり、免疫は「免疫システムがすべて低下している」「免疫システムがすべて亢進している」と言った、全体で一方向に単純に偏っているケースは稀なのです。あるパーツでは免疫が低下し、あるパーツでは亢進している。その両方の疾患を発症していることも多くあるのです。

免疫を専門とする科学者からは体のいろいろな疾患や病気、症状に免疫が関与しているという指摘があります。明らかに免疫が低下して生じる疾患、免疫が亢進して生じる疾患の他、不妊症や精神疾患、そして心血管イベントや、認知症、小児の発達障害などにも免疫系の関与が推測されます。動脈硬化症や狭心症などの原因が歯科領域の感染症と、それに対応する免疫システムの過剰反応に起因しているとも言われています。このように現代医学的に予防や治療に限界がある領域には免疫異常が関与している可能性があるのです。

そして、老化も免疫混沌によるひとつの状態と考えられます。免疫機能も、運動能力、視力、聴力といった能力と同様に、年齢とともに衰えていきます。免疫機能が低下すると、若い頃は簡単に治っていた病気でもなかなか回復しない、あるいは細菌感染症に対して抗生物質を投与しても効き目が悪いということが起こり得ます。

また老化状態では、免疫システムが過剰に反応してしまう免疫亢進にもなることがありますます。これまでは正常に反応していた免疫システムが働かなくなり、サイトカインの過剰

JCOPY 88002-887

産生などを起こしてしまいます。
このように、免疫の低下、亢進どちらの症状も起こりやすくなり、様々な疾患、体の不調を引き起こすことが、「免疫の混沌」という考え方なのです。

免役システムは基本的に特定のタンパク質に対して作動します。ところが、あるタンパク質に対する免疫の亢進と、別のタンパク質に対して生じる免疫の低下が同時に生じる場合があります。免疫システム全体の亢進や低下としては捉えられない状態です。このように免疫の亢進と低下が入り乱れる状態を本書では「免疫混沌」としています。

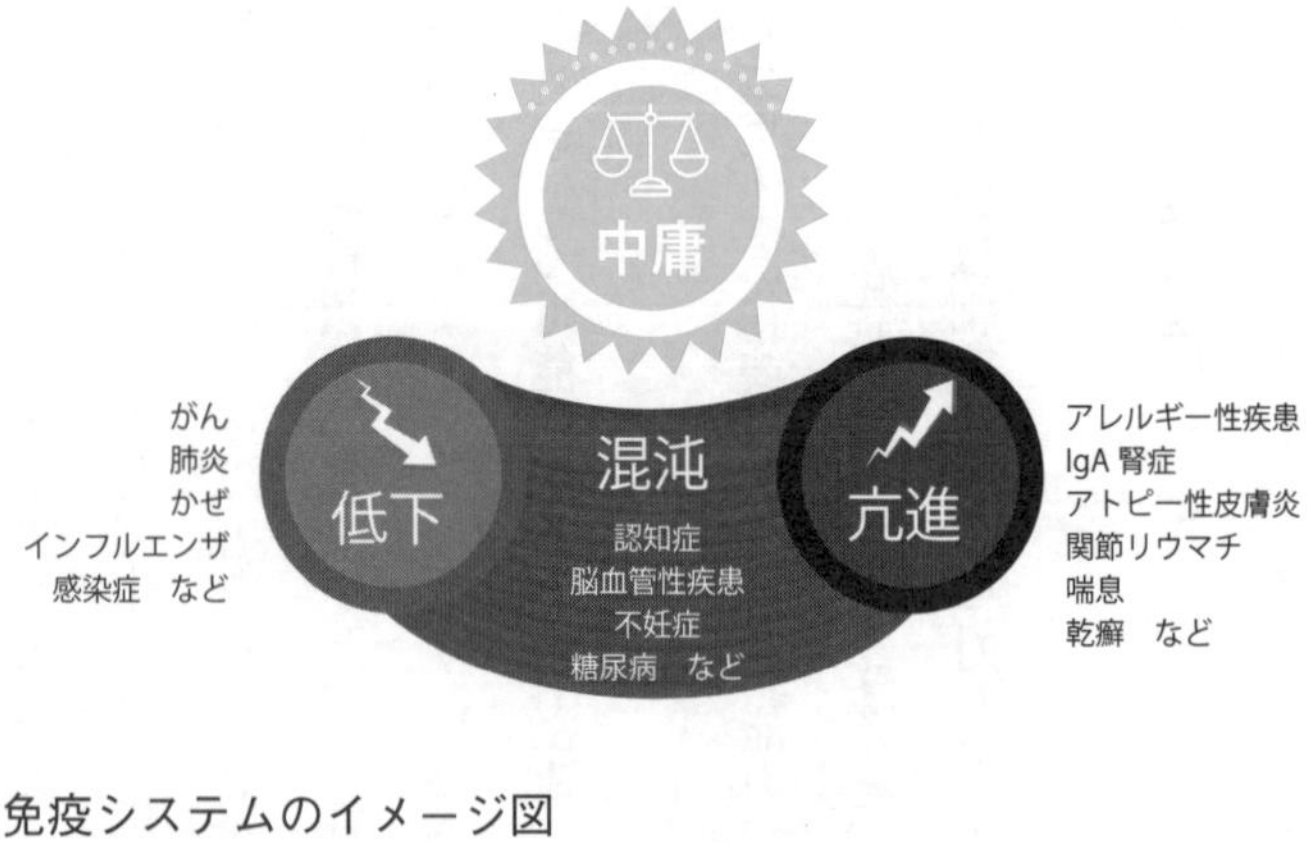

免疫システムのイメージ図

免疫システムの異常に対するこれまでの医療

低下した免疫を「上げる薬剤」はこれまで存在していませんでした。そこで登場したのが、ニボルバム（商品名オプジーボ）です。

ニボルバムは2014年に製造販売認可されました。2018年には京都大学特別教授の本庶佑氏がその開発に貢献したということで、ノーベル医学生理学賞に輝いたことも記憶に新しいです。ニボルバムは免疫チェックポイント阻害剤であり、免疫のブレーキがからないようにする薬剤です。

一般的に「免疫力が上がる」という言葉をよく目にしますが、このニボルバムが開発されるまでは、科学の専門家は「免疫力を上げる」という言葉を「怪しい」と思うのが常識的でした。それまでは免疫力という定義が科学的にはなく、免疫低下により起こる代表的な病気である「がん」の治療薬開発に莫大な資金が注がれているにもかかわらず、免疫力を上げる薬剤自体が存在していなかったためです。免疫チェックポイント阻害剤のニボルバムの登場後、「免疫力を上げる薬剤がある」という考えを否定することができなくなりました。ニボルバムの登場は、免疫低下に起因する疾患、特に「がん」の治療分野において外科治療、放射線治療、そして抗がん剤に続いて第4の治療として大きな可能性を開いたのです。

免疫の亢進に作用する免疫抑制剤の代表はステロイド剤です。ステロイド剤は、免疫システム全体を低下させる作用があります。ですから、特定のタンパク質に対して亢進して働いていた免疫システムを含めて、免疫システム全体を低下させるため、花粉症、リウマチ、膠原病等の症状が緩和されます。

しかし、問題はステロイド剤の長期投与時に生じる副作用です。ステロイド剤には免疫システム全体を低下させるという特徴があるため、亢進して問題を引き起こしている特定の免疫システム以外の、正常に働いている免疫システムまでをも低下させてしまいます。

この副作用によって、新たに別の症状や訴えが起こりやすくなるのです。そのため、患者さんやそのご家族によっては、ステロイド剤のメリットを得ることよりもデメリットのほうを心配されるシーンが多く見受けられます。それゆえに、ステロイド剤を使用する際には、副作用をコントロールしながら免疫亢進を抑える工夫が、臨床では求められています。

3つ目の免疫混沌に対しては、一方的に免疫システム全体を低下でも亢進でもないそれぞれのタンパク質に対する免疫のバランスが取れている、「中庸」な状態にすることが重要です。これまでの薬剤は、免疫全体を上げる方向か、下げる方向かでしか働かせることができませんでした。そのため、免疫を中庸にするためには、睡眠、栄養、休養、運動などをコントロールし、基本的な生活習慣を整えることが経験的に有用とされてきました。

免疫はあるパーツに対しては亢進作用を示し、また別のパーツについては低下作用を示します。つまり、免疫機能全体を下げるステロイド剤や免疫抑制剤、また免疫機能全体を上げる免疫チェックポイント阻害剤の投与では解決できないことが多いのです。それぞれのタンパク質に対して、免疫機能が亢進していれば下げる、低下していれば上げる方法が必要です。

免疫システムがよくわかる〜臓器移植の例〜

免疫システムの働きを理解しやすい事例として、臓器移植の例を紹介します。

移植医療においては免疫システムが、移植された臓器を非自己として認識するために、免疫がその臓器を攻撃します。敵から体を守る免疫機能が逆にマイナスとして働いてしまいます。そこで、1962年にアザチオプリンという免疫抑制剤が開発され、移植医療の成功への扉が開かれました。臓器移植時に免疫機能の働きを抑えることで、移植された臓器への攻撃を抑えることができ、移植された臓器が体内で定着できるようになりました。

その後、たくさんの免疫抑制剤が開発され、1980年代にはサイクロスポリンという薬剤も加わり、移植手術の成功率は格段に上昇することになりました。

このように、他人の臓器への免疫反応を抑える免疫抑制剤を上手に使用すると、移植医療を成功に導くことができます。しかし、その後の経過を追うと、移植手術を受けた患者さんはウイルスや細菌、真菌感染の頻度が増加し、命に関わる状態にも繋がることがあります。また、長期的な発がん率の上昇も報告されています。それは当然のことで、免疫システムを全体的に低下させているからです。

私がオックスフォード大学博士課程に留学中に研究していたテーマは、移植免疫学における永遠のテーマとされる免疫寛容です。

免疫寛容とは、移植された臓器のタンパク質に対する免疫反応のみを抑え込む工夫です。つまり自分と共通するタンパク質に対する免疫機能は維持されます。それは、従来型の免疫抑制剤では達成できません。免疫抑制剤は免疫システム全体を低下させるため感染症やがんを短期的から長期的に誘発するのです。薬剤で免疫システム全体を下げつつ、感染症やがんを生じない状態を作ることが非常に難しいのです。

免疫寛容は英語では immunological unresponsiveness for specific antigens となります。ある特定の抗原（つまりタンパク質のことです）に対して、免疫系が反応しないという意味です。臓器を移植された患者さん（レシピエント）の壮大な免役システムが、ある移植された他人（ドナー）のタンパク質だけに反応しないという状態です。現在の医学でまだ解決していないこの状態は今でも移植免疫学のひとつの最終目標なのです。そんな進歩発展のひとつにファイアの研究が繋がれば私は本当に嬉しいのです。

第2章

ファイアとは

ファイアとの出合い

ファイアとの出合いを紹介するにあたり、少し私の経歴に触れさせてください。

慶應義塾大学医学部に入学した私は、なんでもできる医師になりたく、一般消化器外科医を志しました。専門領域は食道外科を希望しましたが、専門領域を決定するクジに外れ、末梢血管外科に配属となりました。当初の願いは叶いませんでしたが、ここで腐らずにがんばることで一人前の外科医になれました。

血管外科のレジデントの頃、心臓外科で研修を積みました。心臓の手術を執刀させていただくこともありました。この経験が循環器疾患への興味を広げたと思っています。

さらに、一般消化器外科のレジデントとなり、慶應義塾大学の臨床病理を行いました。ここではがんの検体を顕微鏡でたくさん診断しました。この経験はがんへの理解を相当深めたと思っています。その後複数の病院で、泌尿器科や脳外科、皮膚科の手術に多数参加することでいろいろな外科手術を経験でき、からだ全体に興味を持ちました。

そうしているうちに、オックスフォード大学博士課程へのお誘いがあり、直感で応募を決め、幸運にも多数の候補者から選んでいただきました。サイエンティストとしての素養を身につけるスタートでした。

オックスフォード大学博士課程では、よくわからないまま移植免疫学を選択しました。入ってみてからわかったのですが、実は免疫学は最も難しい領域だったのです。そのような環境でほぼゼロからの免疫の勉強でしたが、懸命にサイエンティストとしての思考展開と実験のやり方を学びました。

留学を終え、帝京大学医学部第一外科で勤務を始めました。そこでセカンドオピニオン外来を本邦で初めて保険診療で行いました。どこの病院も行っていない外来でしたので、日本中から患者さんが集まりました。そこでわかったことは、西洋医学の限界を感じている患者さんが多いということでした。西洋医学的には正しい治療が行われているのに、患者さんは不満なのです。また、末期の患者さんは何かできることはないかと探し求めていることも知りました。そこで興味を持ったのが漢方でした。漢方が特段好きであったわけではありませんが、保険適用で使用できるのなら、まず試してみようと思ったのです。

多くの書籍を読み、講演会に出席しましたが、私のサイエンティストとしての波長と合う先生はいませんでした。漢方を諦めようかと思っていた時に出会った先生が、今の師匠である松田邦夫先生でした。

漢方を手にすると、西洋医学で治らなかった訴えが治ることがあります。漢方という、西洋医学とは違った道具を持つことは、臨床が好きな医師にとってはとても有意義なものと思っています。そこで、松田邦夫先生の教えを日本中に広めたく、本を書き始めました。新興医学出版社という私の漢方の立ち位置を理解してくれる出版社に恵まれ、西洋医が簡単に漢方薬を処方できる方法を書籍にしました。フローチャートシリーズやモダン・カンポウシリーズを書き下ろし、30数冊を上梓するまでになりました。

漢方を使い始めて効果を実感するうちに、なぜ西洋医学では治らない症状が漢方で治ることがあるのかをサイエンティストとして原理を突き止めたいと思い多くの実験をしました。

そのひとつが「音」です。リラックスできる音楽を聞くことは健康に資するのかどうか。いろいろな音楽をマウスに聞かせて心臓移植の拒絶反応が出るか確かめました。その結果、オペラ「椿姫」を聞かせた群が、拒絶反応を起こすことなく、50日以上臓器が生着しました。この研究結果で2013年にイグノーベル賞をハーバード大学でいただくことになりました。モーツァルトは少々有効、エンヤ、津軽海峡・冬景色、尺八の音色、小林克也の英語レッスン、地下鉄の音は無効でした。単一波長も無効でした。

生薬の組み合わせである漢方の効果は何が寄与しているかはまだよくわかっていません。なかには麻黄の主成分が交感神経刺激物質のエフェドリンであると明らかになった例もありますが、そのようなものはまだほんの一握りです。むしろ単一成分よりも、多成分系のシステムが有効なのだと思っています。つまり「足し算の智慧」が漢方の根底にあると思っています。

そんな漢方の啓発普及に全力投球をしてきて、一番良かったことは、生薬ファイアとの出合いです。あるとき学会でファイアのブースを見かけました。中国では1992年から抗がん新薬として使用されていることを知り、使用するようになりました。ファイアを使うと、確かに効果を実感できました。腫瘍が消失したり、腫瘍が小さくなったり、腫瘍マーカーが減少したり、そして残念ながら亡くなられても、亡くなるまで本当に元気だったと家族に感謝されることも少なからずありました。私にも効いている実感があったのですが、ファイアの効果なのか実はプラセボ効果なのか、当時はわからないという状態でした。祈るだけでも奇跡が起こることは、臨床医は少なからず経験することです。

そんなファイアが、2018年に権威のある英文誌に掲載され、肝臓がん術後の生存率において明らかなエビデンスが紹介されました(1)。やはりファイアが効いていたのだと確信を持てた瞬間でした。

その後はファイアの臨床研究を日本でも普及したいと、日本ファイア研究会の学術担当理事として活動しています。

ファイアとは

ファイアは、学術名 Trametes robiniophila Murr というキノコの菌糸体から抽出されたものです。

1978年に、上海腫瘍医院で末期原発性肝臓がんと診断された患者さんから、腫瘍が消失し寛解するという、報告がなされました(7)。

その患者さんには、槐の老木に寄生するファイア（子実体）が大量に投与されていたことがわかりました。この報告をきっかけに、中国の国務院衛生部（日本の厚生労働省にあたる省庁）は、翌1979年に国家的な抗がん研究プロジェクトを発足し、8つの医薬研究機関から100人近い学者が集まり本格的なファイアの研究がスタートしました(8)。

現在、ファイアのキノコ自体（子実体）はほぼ絶滅しており、天然で採取することはで

JCOPY 88002-887

きません。製品化に際しては、人工培養したファイアの薬用菌糸体から成分を抽出し、顆粒やタブレットに加工しています[9]。

天然ファイアを求めて安国へ

前述したように、槐の老木に寄生するキノコの一種である天然のファイアは、乱獲によりほぼ消滅しています。なんとか幻の天然ファイアを見たいと思い、私は2019年6月に中国の北京に渡りました。

その北京から車で5時間ぐらい走っ

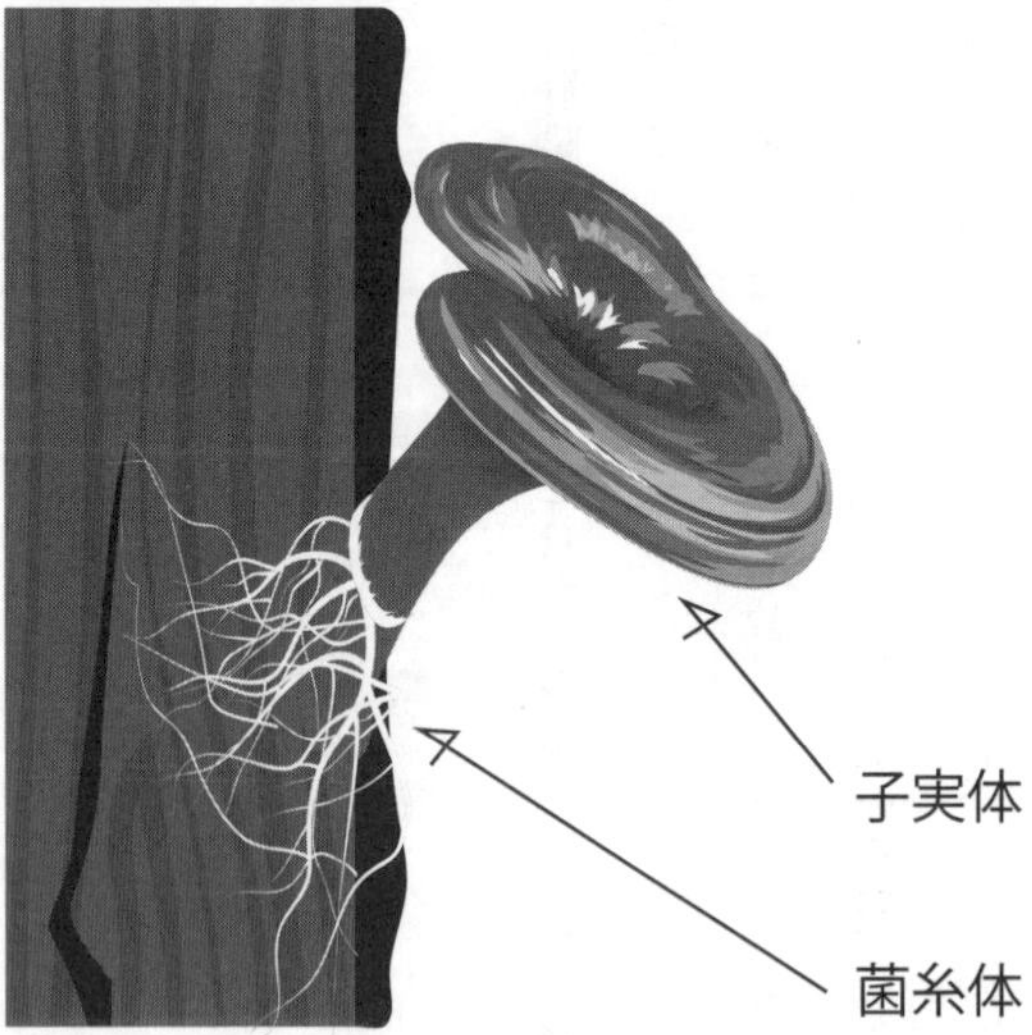

キノコ（担子菌類）の子実体と菌糸体。
ファイアは菌糸体を培養して成分を抽出し、製造される

たところに、安国という中国における生薬流通の大都市があります。そこでたくさんの生薬問屋さんを訪ねましたが、どこにもファイアを置いている店はありません。最後に稀な生薬ばかりを扱っている問屋さんを紹介してもらい訪ねてみると、店主もよくわからないとの返事でした。そして、たくさんの生薬が並ぶ棚の中から、とうとうファイアを見つけることができました。下の写真がようやく手に入れることができた天然のファイアです。

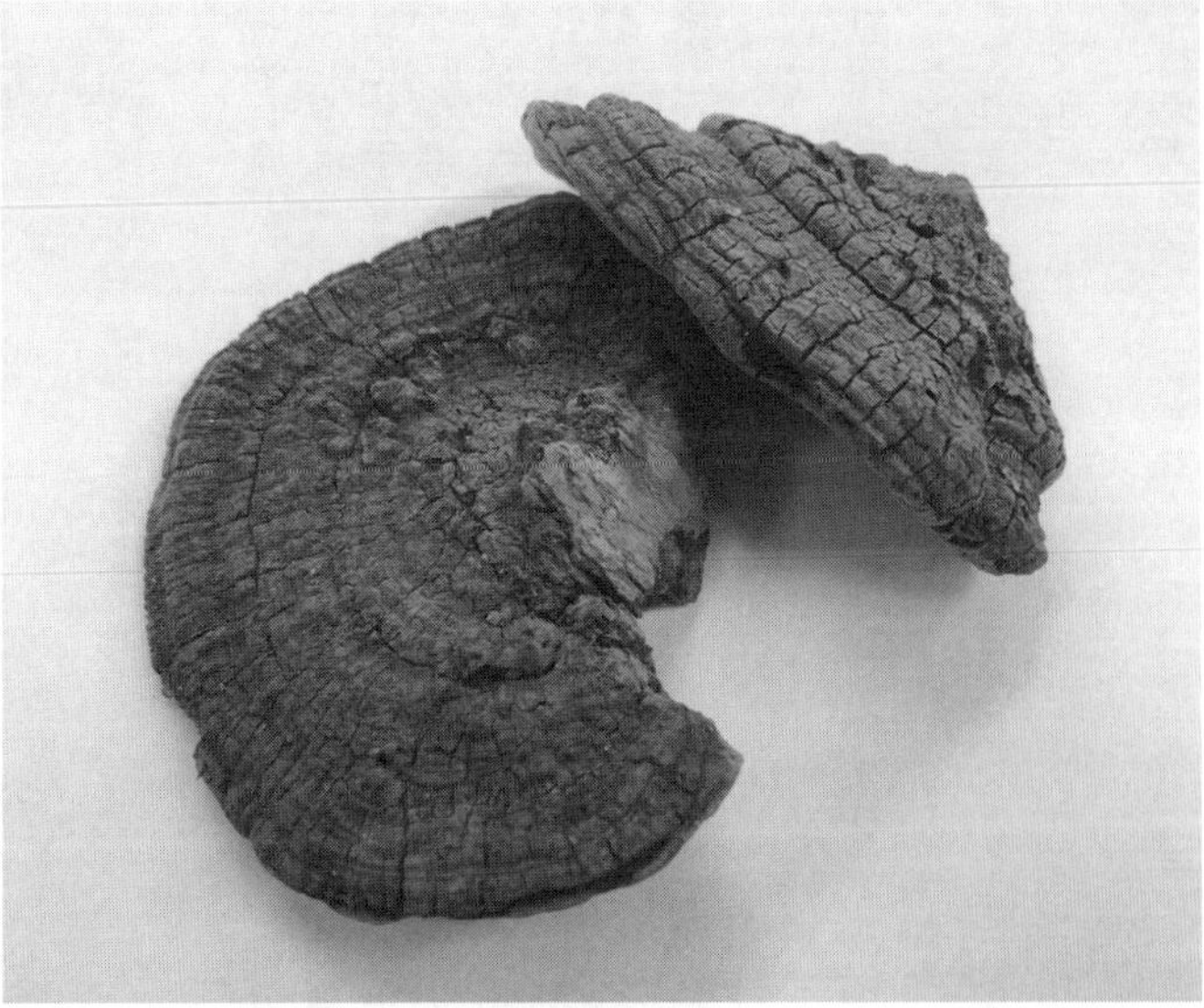

現地で入手したファイアの子実体

コラム ファイア学術交流&ファイア製造工場見学レポート

２０１８年12月6日、成田を9時30分発の飛行機に乗り、そして上海に着きました。ずっと雲の上を飛んでいましたが、着陸間際に揚子江が眼下に見えました。1時間の時差があるので12時に到着です。入国手続きは思ったよりも列が短く簡単に終了しました。そして真っ直ぐ上海の復旦大学附属上海がんセンターに向かいました。２０００床を超える大きな病院で、張小梅先生の案内のもと、病院内を見学しました。西洋医学の病院ですが、西洋医学と漢方を共に利用する中西医結合科があります。なんと世界で超有名なアメリカのMD Andersonがんセンターとの10億円規模の巨大プロジェクトが進行中です。そんな西洋医と漢方をともに知っている張先生に「がんに一番効く生薬は？」と尋ねたところ、「ファイア」と即座に答えてくれました。毎日１００人以上に投与しているそうです。

翌日は、学術交流の一環として上海の東方肝胆外科医院を訪ねました。軍関係の病院でここも巨大です。外科の楊家和主任教授にお話しを伺いました。「がんに一番効く生薬は？」と尋ねると、こちらでも「ファイア」と即座に答えてくれました。その理由を尋ねると、「昔からファイアの良さは体感していたが、今年その結果がGutに論文として載って、その臨床研究からファイアの有用性を確信した」とのことでした。

Gutの論文は多施設共同研究ですが、その中に楊先生のグループも含まれています。つまりファイアの専門家ですね。そして副作用を尋ねると、「匂いで飲めない人がいる他は軽い下痢のみで、軽い下痢はむしろ手術の後には歓迎だ」とのコメントでした。今までファイアの薬剤アレルギーの経験はあるかと尋ねたところ、1例もないとの回答でした。他のがんに対する有用性を尋ねましたが、「私は肝臓がんが専門で他のがんの経験は少ないが、多くのがんに有効だと思う」との御返事でした。そして私が行う究極の質問です。「先生の友人や家族ががんになったらファイアを勧めますか？」と尋ねると、即答で「是」との御返事でした。「勿論」という意味です。

午後は復旦大学附属中山病院の見学で、陳漪先生を訪ねました。楊先生に投げた質問を同じく行いましたが、なんと全く同じ答えでした。そして毎日１００人の患者さんにファイアを投与しているということです。中国では西洋医と中医師は資格を取るための学校が異なります。そこでファイアを使用している医師の割合を尋ねると、「私の感覚では、西洋医が８割、そして中医師が２割だと思う」という御返事でした。なんと西洋医が断然使用しているのです。

日頃がんを治療している医師にとって、西洋医学だけでは限界があると感じることが少なからずあります。そんな時にファイアを使用している医師は、ファイアの併用効果を感じ取っていました。その経験則を英文学術誌 Gut に載った論文が裏付けたことになったのです。ファイアは中国では国が認めた抗がん新薬ですが、日本でも手に入ります。日本では食品として輸入されていますが、まだ認知度は低く中国の１％ほどの使用量です。

そして、翌日。私たちはチャーターした車で揚子江を越え、江蘇省啓東市にあるファイアの工場見学に向かいます。機上から見た揚子江に架かる橋を実際に車で渡るとその大きさに度肝を抜かれ

第2章

ます。まるで海です。約2時間のドライブで工場に到着です。驚いたことに、日本の大手漢方薬メーカーの工場よりも大きいのです。同じ規模の工場が他に1ケ所あり、別にもう1ケ所建設中だと話していました。従業員は約８００人で、毎日数千箱のファアイアを製造しています。製造ラインはほぼ全自動で、そこにいるのはライン監督のための人員だけです。ファアイアはその菌種を特別な方法で増殖させ、そして培養して、成分をエキスにしています。そんな特別な技術の賜なのです。菌種の増殖室も、培養室も見せてもらいました。そして倉庫も見学しました。日本のメーカーではひとつの工場で百種類近くの漢方薬を製造していますが、日本の工場よりも大きな建物でファアイア製品だけを製造しているということにさらに仰天しました。ファアイアは中国では医薬品ですので、医薬品レベルの品質管理が施されています。そんなファアイアの工場見学でした。

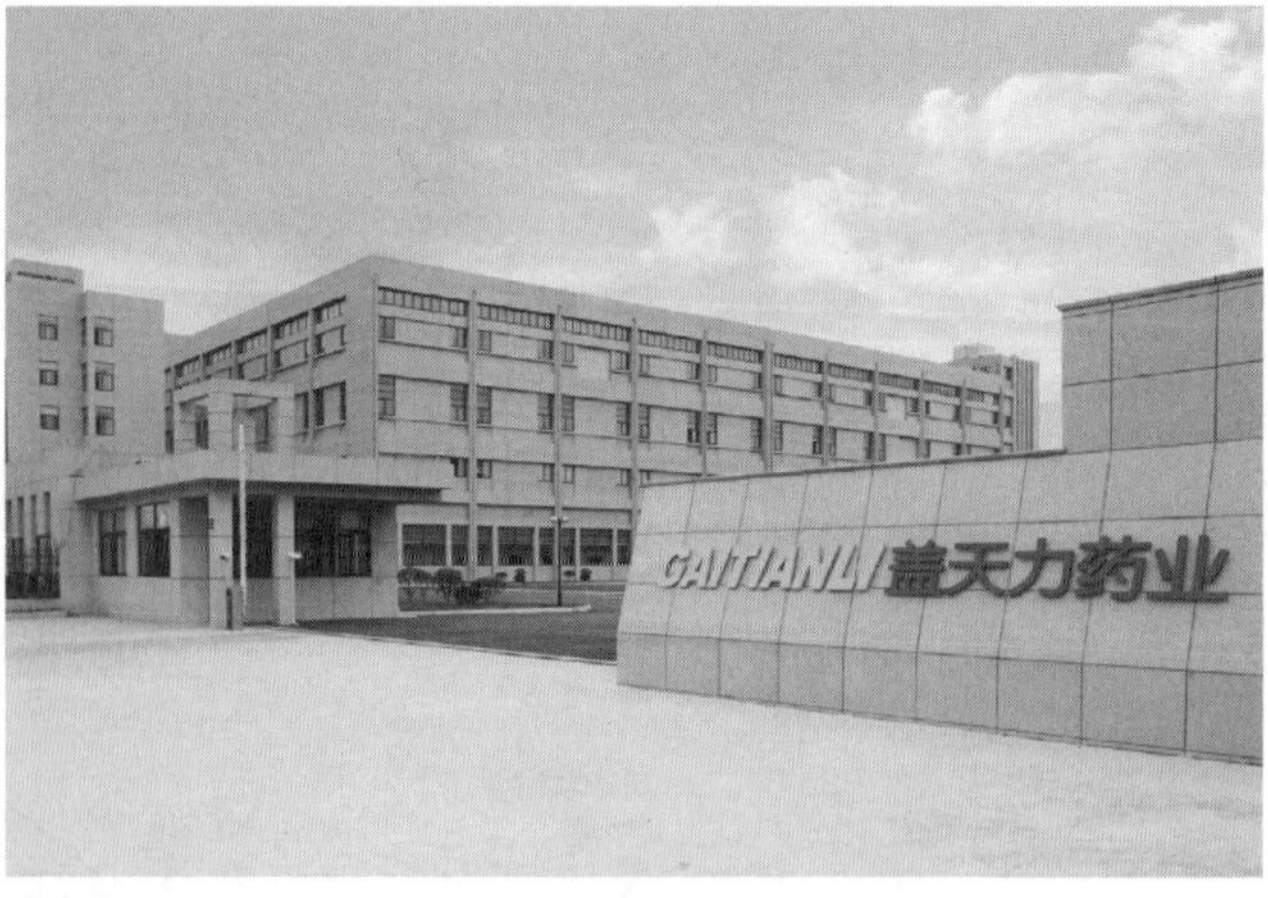

啓東市にあるファアイアの製造工場

ファイアの免疫システムへの働き

2018年に中国の研究チームから免疫疾患に効果を発揮する天然生薬であるファイアの研究成果が国際誌で世界に向けて発表されました[1]。

2018年に発表されたこの研究内容は、「臨床で1000例規模に及ぶ肝臓がん手術後の患者さんに対しファイアを投与し観察した結果、96週間後にファイアを服用した群はしなかった群に比べて、無再発生存率で明らかな有意差があった」というものでした。なんとファイアは最近登場した分子標的薬ソラフェニブ[10][11]よりも効果があると判明したのです。

このように抗がん剤レベルのエビデンスが天然生薬成分から出たという研究なのですが、がん以外の様々な疾患に対しても臨床研究がなされ、免疫亢進状態である喘息、アトピー性皮膚炎、乾癬、IgA腎症にも有効であるというデータが次々と発表されました。

つまり同じ薬剤が免疫の低下状態にも、亢進状態にも有効であったということです。これは今までの西洋医学では報告されていません。その意味でも新しい発見と言えるでしょう。

なぜ、ファイアには免疫を上げる作用と下げる作用があるのでしょうか。その答えは漢方の歴史において中心的な考えである「多成分系」というキーワードにあると考えられます。

西洋医学が発達する以前は漢方が中国や日本では使用されていました。人体実験を通じての経験からある症状に有効な物質（漢方では生薬を指します）を集めたのです。この歴史は、人類が誕生して、病気にかかった時から始まっていると思っています。そしてひとつの生薬では効果が少ない時に、そして副作用が激しい時に、また全く新しい作用を作るために、生薬を組み合わせるという着想に至りました。その歴史が漢方なのです。生薬ひとつに着目しても、生薬に内包される成分は複数ですから多成分系です。その生薬を組み合わせるとますます「多成分系」になっていきます。

多成分系の薬剤では両方向に有効ということを経験します。五苓散《ゴレイサン》という漢方薬は、体内に水分が多い時は利尿効果を発揮し、一方で脱水症状の時は水保持作用をします。また、半夏白朮天麻湯《ハンゲビャクジュツテンマトウ》は高血圧の患者さんでは血圧を下げ、低血圧でフラフラする患者さんでは血圧を上げるのです。

一方で西洋医学は単一で有効な薬剤を探し求めてきました。西洋医学の幕開けの年を私は1804年と説明しています。この年に阿片の主成分が抽出できるようになりました。そして精製された成分にモルヒネと名前を付けたのです。その後はいろいろな薬剤が生薬から発見されています。血圧を上げるエフェドリンは麻黄という生薬の主成分です。

西洋医学はサイエンティフィックで論理的で、そして異常がある部分をピンポイントで治しにいくので、効果の発現も早く、同じような症状の患者さんの多くに有効です。

この書籍で取り上げているファイアは生薬です。その主成分がＴＰＧ－１であることは判明しました(6)。ＴＰＧ－１は糖鎖ですが、実は糖鎖も多成分系です。そして他の構成成分も重要なのです。ＴＰＧ－１以外の構成成分の存在もあるからこそ、ファイアは免疫を中庸に導く作用があると私は思っています。このストーリーは現在研究中です。

ステロイド剤やニボルバムなどの西洋医学的薬剤（西洋薬）は片方向にしか作用しません。しかし、ファイアには免疫亢進、免疫低下の両方にエビデンスがあるのです。これはファイアには免疫を中庸にする可能性があると言える状態なのです。

様々な免疫異常にファイアが有効に作用する可能性があり、それは多成分系であるからだと考えられます。

さらに医学界ではまだまだ解明されていない病態には、不妊症や認知症などがあります。これらも免疫混沌が引き起こす可能性があるので、ファイアがプラスに働くことが期待できます。例えば、「妊娠」は、女性にとっては、他人の精子と自分の卵子を結合させることです。移植免疫学の常識から考えれば、他人の細胞を取り込むことは、免疫系の働きで拒絶反応が起こることに繋がります。これを超越したのが「妊娠」なわけですから、免疫システムが妊娠には大きく関わると考えられます。

免疫の低下、亢進、混沌の3つの状態に同時に効果を発揮する薬剤は現在のところ西洋医薬品ではひとつも存在していないなか、ファイアは免疫の低下に作用する論文と、亢進に作用する論文の双方が発表され、免疫システムを中庸にする可能性があることがわかりました。そして実際にがんで闘病している方にファイアを投薬すると、腫瘍が縮小し、その方が花粉症も楽になるということを私自身、複数例経験しています。

ファイアの免疫低下への働き　学術専門誌 Gut への掲載

ここからは、免疫の亢進、低下、混沌に対するファイアの効果をエビデンスを元に解説していきます。まずは免疫低下による代表的な疾患群の「がん」についてです。

2018年11月に英国消化器学会のジャーナル、Gutにひとつの研究結果が発表されました[1]。Gutは、1960年に創刊された胃腸管、肝臓、膵臓、胆道に関する世界中の研究発表を掲載する専門誌です。インパクトファクターは、本書執筆時点で、19・189です。

論文の内容は、「臨床で1000例規模に及ぶ肝臓がん手術後の患者さんに対しファイアを投与し観察した結果、96週間後にファイアを服用した群はしなかった群に比べて、無再発生存率で明らかな有意差があった」というものです。

前述の通り、私はすでに患者さんにファイアを使用していました。その価値を再認識した出来事が、この論文掲載でした。この論文には大きなポイントがいくつかあります。

・1000例（人）という大規模な実際の患者さんへの試験であること

・肝臓がん手術後の投与で、エンドポイントが生存率と無再発率であること

・あらかじめ米国の研究機関に申請された研究であり、その内容もランダム化比較試験というエビデンスレベルの高いものであること

・抗がん剤並みの有意差が出たにもかかわらず、副作用が軽い下痢であったこと

・Gutという世界の学術専門誌に掲載されたこと

これらを総合すると、医師であれば試す価値を実感できるエビデンスの内容なのです。西洋薬であればこのまま医療ガイドラインに掲載を考慮さ

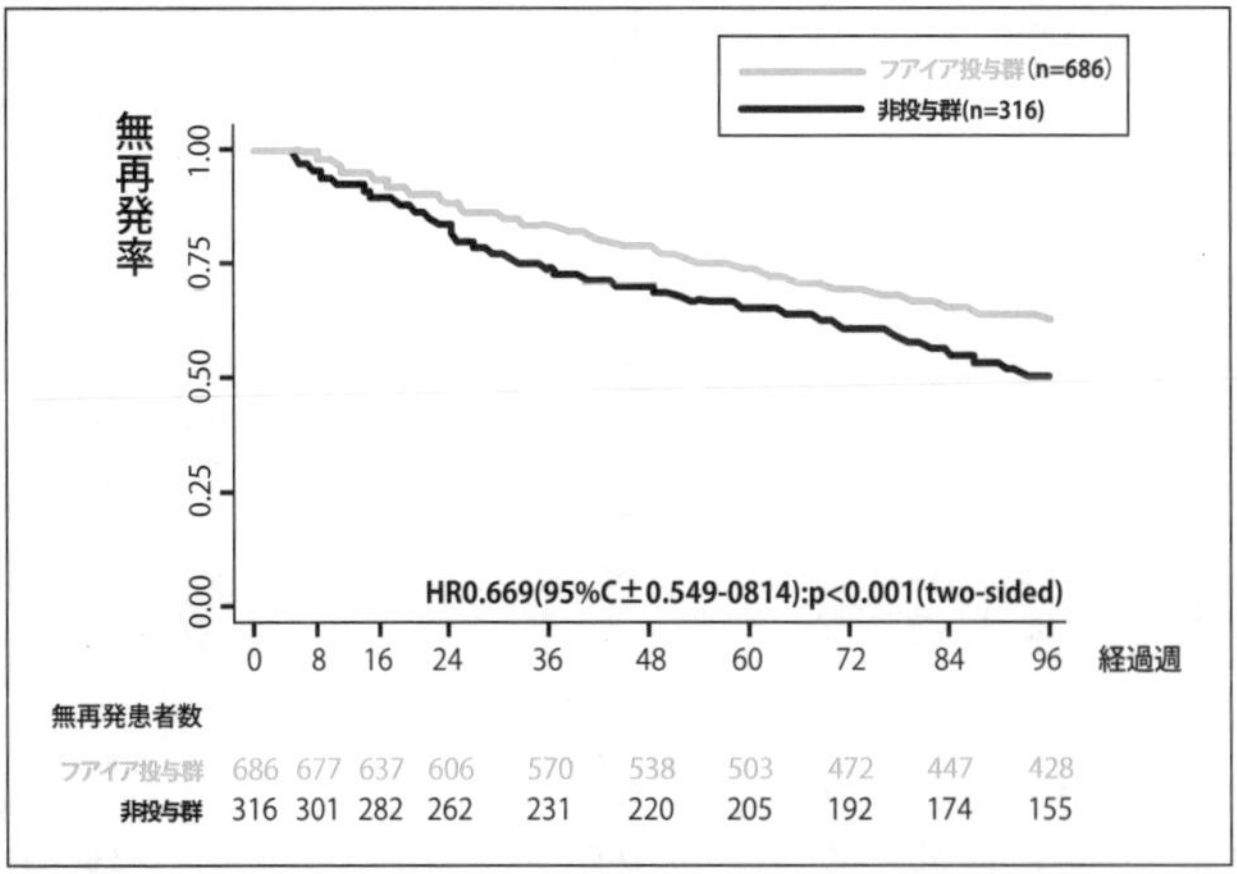

論文の要点となった、フアイア投与群と非投与群の有意差

れるレベル、保険適用薬となってもなんら不思議ではないものです。保険適用に必要な1000例規模の大規模臨床試験をパスしていることになります。実際に、すでに中国では保険適用薬となっていますし、米国国立がん研究所（NCI）にも抗がん新薬として登録されています。

さて、論文の詳細に目を向けましょう。

論文のタイトルを翻訳すると「肝細胞がん根治切除後の再発に対するファイア顆粒の効果：多施設ランダム化臨床試験」となります。

その概要は、39施設での根治手術後の肝臓がん1044例に対して、ファイアを飲んだ群686例と飲まない群316例を、96週間に渡り比べたものです。（途中での脱落例があるので足し算が合いません）。「再発なし生存率」を第一の評価項目に、「生存率」を第二の評価項目にしての解析です。

96週後までの無再発率はファイア投与群で62・39％、一方非投与群では49・05％となり、明らかな有意差を認めました。また、96週後の生存率はファイア投与群で95・19%、非投与群で91・46%とこちらでも明らかな有意差を認めました。96週までの肝臓外での腫瘍再発率は、ファイア投与群で8・60%、非投与群で13・61%でした。実薬群ではファイア20gを毎日3回、つまり1日60g飲ませたのです。

この研究ですが、最初はダブルブラインド臨床研究で登録されました。しかし、匂いや味を再現した完全な偽薬としての実施ができなかったため、ランダム化臨床研究になっています。プラセボで試すことはできなかったわけですが、それでもくじ引きで決めた群の、それも合計1000例に及ぶ大規模臨床試験ですから、有効性を証明するには十分な規模の実験だと思っています。

ファイアの免疫亢進への作用

ファイアの不思議な魅力は、抗がんエビデンスだけではありません。気管支炎や腎症、乾癬などに対しても臨床結果が出ています。これらは免疫が亢進して起こる病気です。

JCOPY 88002-887

つまり、ファイアは免疫の低下によって起こる疾患だけではなく、免疫システムの亢進によって起こる疾患に対しても有効なのです。

西洋医学では、免疫システムの低下を改善する薬剤はありません。また、ステロイドなど免疫亢進を抑える薬剤はありますが、免疫システム全体を低下させてしまいます。

現在、いろいろな医薬品がある中で、免疫を中庸に保つ作用が明らかとなっているのはファイアのみではないかと考えられています。

ファイアの免疫混沌への作用

前述した通り、免疫はあるパーツに対しては亢進作用を示し、また別のパーツについては低下作用を示すということがあります。つまり、免疫機能全体を下げるステロイド剤や免疫抑制剤、また免疫機能全体を上げる免疫チェックポイント阻害剤の投与では解決できないことが多いのです。それぞれに対して、免疫機能が亢進していれば下げる、低下していれば上げる方法が必要です。

ファイアには、亢進している免疫システムのみを低下させる働きがあります。それは、ファイアに含まれる成分が免疫調整の作用をしているためです。

免疫を亢進でもなく、低下でもなく、適度な状態（中庸）に調整するのです。副作用もなく、時間をかけて体質を改善していく働きをファイアは持っています。また、免疫を中庸に保つと言うことは、様々な病態の予防にも繋がります。

中庸に保つ作用は、あくまでも「期待できる」レベル

ここまでに述べたように、ファイアには免疫を中庸に保つ作用があると考えられ、亢進と低下という双方のエビデンスがあり、副作用が少ないことも明らかになっています。

しかしながら、誰にでも効果があり、そしてどんな疾患でも改善するということではありません。集団として比較すると、ファイアを飲んだほうが明らかな有意差を持って効果があったという事実があるだけです。医師の皆さんにおかれましては、医療ガイドライン

を遵守し、ファイアに関しては、あくまでもアジュバントとして期待してみるという感覚で使用されることをお勧めします。

ファイアの安全性について

ファイアは健康食品として日本では流通しています。私はファイアには医薬品レベルの効果があると当然に思っています。そこで、重金属、農薬、微生物、カビ、外来性不純物などの医薬品レベルの検査を行いました。その結果はまったく問題ありませんでした。またロット間の均一性も確認できました。

コラム 新型コロナウイルス肺炎にファイアの活用を

２０２０年から２０２１年にかけて新型コロナウイルス肺炎が世界を席巻しています。そんな中、免疫力を上げ、感染症に対して抵抗力を付け、そして感染しても重症化を予防できると思われているファイアは、新型コロナウイルス肺炎が最初に猛威を振るった中国では、当然、使用されました。２０２０年６月16日の北京市中医管理局が出した通知(12)に、ファイアが推奨治療薬として掲載されています。

標準治療のガイドラインに採用されるためには、薬剤としての効果を証明するランダム化試験を行います。まずランダム化試験を始めるには登録が必要で、その試験はアメリカ臨床登録機構Clinical Trials.govに２０２０年３月30日に登録されています。タイトルはThe Efficacy and Safety of Huaier in the Adjuvant Treatment of COVID-19: a Prospective, Multicenter, Randomized, Parallel Controlled Clinical Studyです。

５５０人をランダム化して新型コロナウイルス感染後、重症化への進行防止効果を検討するものです。しかし、この後、中国は新型コロナウイルス肺炎の完全なコントロールに成功し、終了予定であった２０２０年９月１日までに予定の５５０人の患者が集まりませんでした。

私はファイアが新型コロナウイルス肺炎の発症予防に有効と思っていますので、家内と毎朝３ｇを内服しています。そして親戚や友人、知人にもワクチン接種が終了して、ワクチンの有効性が確認できるまで内服を勧めました。

第3章

ファイア有効成分の発見〜糖鎖とは〜

ファイアの主要成分TPG－1の発見

世界初、抗腫瘍・抗炎症・免疫調整に作用する「TPG－1」とは

ファイアが効果を発揮するメカニズムについては、現在でも次々と解析が進行しています。

その中で、大きな作用機序のひとつとして機能する、多糖タンパクの一種である「TPG－1」という成分の解明がなされました。多糖タンパクとは、タンパク質に糖鎖が多数結合してできた複合体です。

2018年のGutでの論文発表の翌年の2019年に、こんどは生化学ジャーナルJBC（Journal of Biological Chemistry）に中国の研究チームがファイアから「TPG－1」という新しい成分を発見し、その成分と様々な効果を解明したと報告されました(6)。JBCは1905年に創刊された歴史ある査読付きの学術誌です。執筆時点のインパクトファク

JCOPY 88002-887

ターは3・27です。科学史に残る数多くの論文が掲載されてきた生化学の専門誌です。

論文の中では研究チームによりファイアの主成分であるTPG－1の単離に成功したこと、シャーレ、マウス、人試験のいずれもで、抗腫瘍、抗炎症、免疫調整の明らかな作用が認められたこと、またその作用機序についても詳しく報告されました。

その中でTPG－1はTLR－4を通して免疫に働きかけるという作用機

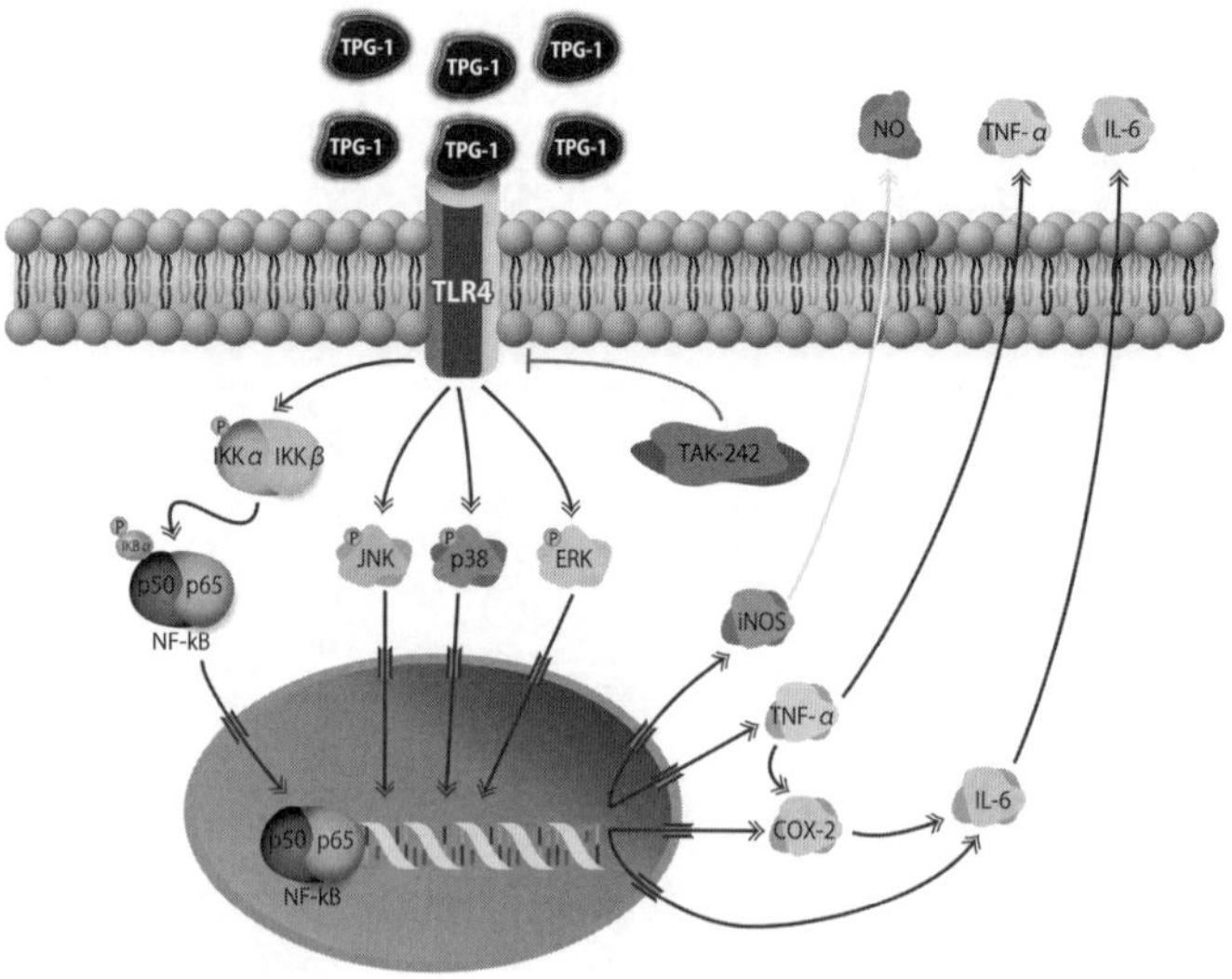

TPG-1の作用機序

序が明らかにされました。

これまで免疫調整の作用に対して明らかなエビデンスを持つ成分は、西洋医薬品、漢方、食品などを含めて全く存在しませんでした。TPG－1は悪性腫瘍、アレルギー性鼻炎、喘息、腎炎、そしてインフルエンザなどのウイルス性疾患の予防に有効であり、高いエビデンスを持つ成分のひとつであり、糖鎖の一種だということがわかったのです。

糖鎖とは

では、糖鎖について解説していきます。

第三の生命鎖と呼ばれる糖鎖とは

人の体は約60兆個の細胞から成り、核酸の連続を第一の生命鎖（DNA）、アミノ酸の連続（タンパク質）を第二の生命鎖と呼び、現在は第三の生命鎖である糖鎖に関心が集まっています。最近の研究により糖鎖の多様な機能が明らかになってきました。とくにがん、免疫、受精、発生・分化、感染症、脳、血液型などにおいて、重要な役割を果たしていることがわかってきています。動物も植物もすべての細胞は無数の糖鎖でうぶ毛のように覆われています。糖鎖は「細胞の顔」として、細胞同士の認識や情報の交換を行い、私たちの体の組織や器官を形成する細胞社会のネットワークを維持しています。

そのような糖鎖の特徴のひとつとして、糖鎖は、DNAやタンパク質とは異なり、途中で分岐を多数出すことにあります。DNAやタンパク質は分岐を出さない一直線の鎖であることとは異なります。糖鎖の分岐は、まるで木の枝が茂るような状態になります。ですから、糖鎖の解析はDNAやタンパク質の解析とは比べものにならないほど難しいのです。

糖鎖の多様な機能

患者さんの多くは「糖」と聞くと、ケーキやお菓子などの「砂糖」を思い浮かべると思います。砂糖はショ糖と呼ばれ、単糖のグルコースと果糖の2つが繋がった二糖類です。

ここで言う糖鎖は、グルコース、ガラクトースをはじめいくつもの単糖と呼ばれる糖が鎖のように繋がって作られているものです。多糖類とも呼ばれます。糖鎖は、体内では脂質やタンパク質と結合して多糖脂質や多糖タンパク質として存在しています。糖鎖は一つひとつの細胞をびっしりと覆うようにして存在し、多くの働きをしています。

例えば、

・有害な細菌やウイルス、活性酸素などの侵入防止
・細胞の損傷の修復
・細胞間で情報伝達を行いながら、組織や免疫系の正常機能の維持

などです。

糖鎖は、この他にも、細胞の分化、代謝、老化、免疫応答、がんの転移、炎症、受精、脳神経情報の伝達など、多彩な生命現象に関与していると考えられ、近年多数の研究が発

表されています。

これだけ生体維持において重要な働きを担う糖鎖を体内で合成するためには、多くのビタミンやミネラル、脂肪酸、アミノ酸といった栄養素も必要だと言われています。人の体の中にある物質のみで生成することができないからです。

糖鎖はキノコ類、甲殻類に含まれているということが、食品研究からも明らかになってきています。

糖鎖を構成する単糖類

糖鎖は糖の最小構成物質のひとつで、「単糖」と呼ばれるグルコース、ガラクトース、マンノース、フコース、キシロース、N-アセチルグルコサミン、N-アセチルガラクトサミン、N-アセチルノイラミン酸（シアル酸）などの単糖の結合で構成されます。

糖鎖を構成する主な８つの単糖類

単糖類	主な供給源	効果が研究されている主な働き
グルコース	植物、穀物	エネルギー源、免疫賦活作用
ガラクトース	乳製品、燕窩	がんの成長・転移阻害、腸内細菌の保持、カルシウム吸収の増加
マンノース	アロエ、サボテン、燕窩	マクロファージ活性化、細菌感染阻害、糖尿病治療、消炎作用
フコース	海藻類、亜麻、キノコ類	がんの成長・転移抑制、気道感染症治療
キシロース	穀物や植物の皮	殺菌作用、病原体・アレルゲンの結合阻害
N-アセチルグルコサミン	甲殻類、海藻、酵母	がんの抑制、変形性関節症治療
N-アセチルガラクトサミン	燕窩、牛乳	がんの増殖・転移抑制
N-アセチルノイラミン酸	燕窩、母乳	脳の発育、粘膜の粘度調整（細菌感染防止）

糖鎖の研究

「第三の生命鎖」として注目されている糖鎖ですが、第一の生命鎖のDNAや第二の生命鎖のタンパク質と比べて、研究が遅れているのが現状です。その最大の要因は、糖鎖が複雑かつ多様な構造をとることにあります。糖鎖の質量は非常に大きく、機能や構造の解明が極めて難しかったため、研究そのものも進まず、1990年代に入ってようやく本格化します。その後、2002年の田中耕一氏のノーベル化学賞受賞に繋がった、「質量分析技術」に革新がもたらされ、従来では不可能であった生体物質の精密な分析が可能になりました。21世紀の生化学分野で最も注目される研究のひとつと言われるようになり、医療、医薬品、食品へ応用が急速に広がっています。

糖鎖とTPG－1について

ファイアは、ターゲットのタンパク質毎に、個別に免疫を上げたり下げたりすることができるという、これまで明らかになった他の物質にはない特徴を持っています。

この作用の鍵となる物質がファイアに含まれる糖鎖であり、そのひとつとして解明されたのがＴＰＧ－１という成分です。

免疫チェックポイント阻害剤は免疫力を上げすぎることが副作用に繋がっています。ファイアでは免疫力の暴走を危惧する必要がなく、副作用も軽い下痢程度しか見られないため、いろいろな病気に安心して、安全に対応できることが最大の魅力です。

以前から考えられていたファイアの有効成分

ＴＰＧ－１の発見以前は、主成分は、Polysaccharide-Trametes robiniophilal Murr という6種類の糖と18種類のアミノ酸が結合した多糖タンパクと言われていました。詳細は巻末（１３８頁）にあるファイアの基礎研究レビューを参照してください。

このように、ファイアと糖鎖の研究は年々進んでおり、さらに新たな有効成分の発見が期待されます。

第4章

エビデンスレベルとは

世間には数え切れないほどの医療情報や健康情報が氾濫しています。その情報にどの程度信頼性があるのかを知ることは医療情報の真偽を知る上で大切な視点です。

近年は機能性表示食品などの、食品が健康な体を維持するのに役立つというエビデンスと、医薬品の疾患に対する直接的な効果に関するエビデンスという、全く質の違うエビデンスの情報があたかも同等のように発信されています。

医師は立場的に患者さんからどのような食品は食べて良いのか、あるいは食べないほうが良いのかというようなアドバイスを求められることが多くあります。患者さんは治療以外に日常で気を付けることを知りたいと思ったり、できることはないだろうかと考えたりしているのです。

しかし、私たち医師は実は病気や病気の治し方、治療薬についてはプロなのですが、栄養や食品については医学部でも臨床でもほとんど習ったことがないのです。

世の中の多くの人は、医薬品といわゆる健康食品の違いやエビデンスの分類について詳しくはわかりません。

患者さんから相談を受けた時に、医師がこのエビデンスの違いを理解して、患者さんに向き合えているかどうかはとても重要だと私は考えます。

最近よく目にする「健康な人が健康を維持するために効果がある」機能性表示食品は、「健康な人」が健康を維持する目的で摂取するものであり、どこかに病気を抱えている「病者」が症状の改善を目的に摂取するものは基本的に医薬品のみです。目的が異なるものですから、エビデンスのレベルが違うのは当然のこととは言えますが、なかなかこのエビデンスに関する情報の違いがわかりにくいというのが実情です。

情報を正確に理解するためにも、医学的にエビデンスレベルが高いと呼ばれる結果とはどのような情報なのか、ここからはエビデンスレベルについて解説します。

1. 実験室での結果（動物やシャーレで実験したもの）エビデンスレベル5

細胞実験（シャーレの実験）や動物実験は、創薬や作用機序の解明に欠かせないものです。前者は、詳細なメカニズムの発見や分析に役立ちますし、後者は、人では行えない実験を行うことも可能です。

これらの結果はヒントにはなりますが、人に本当に有効かは不明です。例えば、高濃度のアルコールをがん細胞に振りかけるとがん細胞は死滅します。ところががんがある動物や人にアルコールを過量に全身投与すれば、その毒性で命がなくなります。がんとともに宿主も死んでしまうという本末転倒の結果になります。つまり、シャーレや動物の実験では、人ではあり得ないような投与量を使用できるのです。また特殊な環境下での特殊な結果とも言えます。動物で成功しても、人で成功するかはまた別問題です。

シャーレの実験や動物実験は人での有効性を語るには説得力が低く、臨床で使用できるためのエビデンスレベルとしては最も基礎的な部分にあると言えます。とはいえ、このような実験の連続が医学の進歩に繋がるので、極めて大事な研究です。

JCOPY 88002-887

2. 各個人の経験（症例報告等）エビデンスレベル4

症例報告とは人ひとりの結果または同じような症状を持つ人たちの結果です。1例報告とも呼ばれます。これもとても大切なデータで、人で不思議なことが起こったことをヒントに創薬が始まるのです。1980年代にファアイアを飲んだ肝細胞がんの患者さんが完治した1例報告が、その後同様の報告を生み、そして産官学を挙げてファアイアの臨床研究を開始する嚆矢になりました。しかし、人ひとりの結果は所詮、その人だけの結果であって、実際に集団として正しいか、多くの人に効果があるかは不明です。いろいろな健康食品やサプリメントの広告やコマーシャルで、「若返ったね、と言われた」などというコメントを「個人の感想です」とテロップを添えて流している情報も、1例報告に当たります。1例報告を多数発表しても、1例報告の積み重ねにしかなりません。

3. 非ランダム化比較試験（二つの集団での比較）エビデンスレベル3

説得力がある臨床試験は、ある治療を行った群と行わない群を分ける方法です。これは治療を行う群と行わない群を過去のデータから解析することができます。これを後ろ向き試験と言います。また、前向きにも設定可能です。前向き臨床試験ではあらかじめ治療する群としない群が定められ、そしてそれを時間経過で追うので、後ろ向き試験よりも信頼度が向上します。前向き研究では意図的に有効なグループを選び出すことができないからです。後ろ向き研究では、意図的に有効なデータを選んで、また意に反するデータには他の理由をこじつけて削除することができるとも言えます。

4．RCT（二つの集団をくじ引きで決める）エビデンスレベル2

RCTとはランダム化臨床試験（Randomized controlled trial）のことです。エビデンスがあると言われる研究は前向きの研究で、そして治療する群と治療しない群をくじ引きで割り当てる臨床試験です。なぜくじ引きが大切かというと、個人の意思で治療を選んだ群では、医師も患者さんも「その治療が役に立った」と思いたくなるからです。くじ引きで選ぶことを医学的にはランダム化臨床試験と呼びます。くじ引きで治療群と無治療群をランダムにセットするからです。ファイアのGutに掲載された臨床試験はこのランダム化試験です。ランダム化試験ではその総数が大切で、10例よりも100例、100例よりも1000例の臨床試験が、説得力がある研究とされます。エビデンスレベルが高いと称されるのです。今回のGutの肝臓がんに対する臨床試験は、約1000例をくじ引きでファイアを内服する群としない群に分けたので説得力が高いと言えるのです。医学的にエビデンスレベルが高いと証明されたことになります。だからこそ最高峰の英文学術誌 Gutに掲載されたのです。

RCTの方法に疑義が生じるケースは、投薬し評価する医師の恣意的意見が介入することができる場合です。投薬している群としていない群を知っている医師が効果を評価する場合に起こり得ることです。QOL（生活の質）などの主観的な評価項目をターゲットにすると、治療したのだから効果があるだろうという思い込みで、医師の推測でより効果がある結果を付けかねないのです。しかし、今回のGutのデータは生存率と再発率にて、恣意的な意見が入る余地が極めて少ないのです。ですから、こんな視点でもエビデンスレベルが高いと言えるのです。

5．DBRCT（実薬と偽薬を使用する）エビデンスレベル1

DBRCTとはダブルブラインドランダム化臨床試験（Double blinded randomized controlled trial）のことです。DBRCTは最もエビデンスレベルが高い臨床試験と言われます。医師も患者さんも実薬か偽薬かをわからない状態で投与して経過を追う臨床試験です。偽薬とは有効成分を含まないが実薬と全く同じで鑑別不能なものを言います。医者も患者さんも両方を騙すので、ダブルブラインド臨床試験と呼ばれます。しかし、このダブルブラインド臨床試験は外科治療や放射線治療では行えません。つまり皮膚に傷を付けるが、手術をしない群は設定しにくいのです。放射線治療室に入れながら、照射線を照射しないという臨床研究も難しいからです。運動の影響とか睡眠の影響もダブルブラインド臨床試験は不可能です。しかし、薬剤では可能なのです。これを行えば医師の恣意的な意見も、患者さんの思い込みも排除できるので最高の説得力を有する臨床研究になります。

そんな臨床研究をファイアは乳がんに対して現在行っています。現在、ランダム化試験はすべてあらかじめ登録する必要があります。つまり進行中のランダム化臨床試験は開示されているのです（付録の登録情報をご覧ください）。本当に医師や製薬会社が素晴らしいと思う薬剤であれば、このDBRCTを行うべきです。健康食品やサプリメントで大規模なDBRCTを英

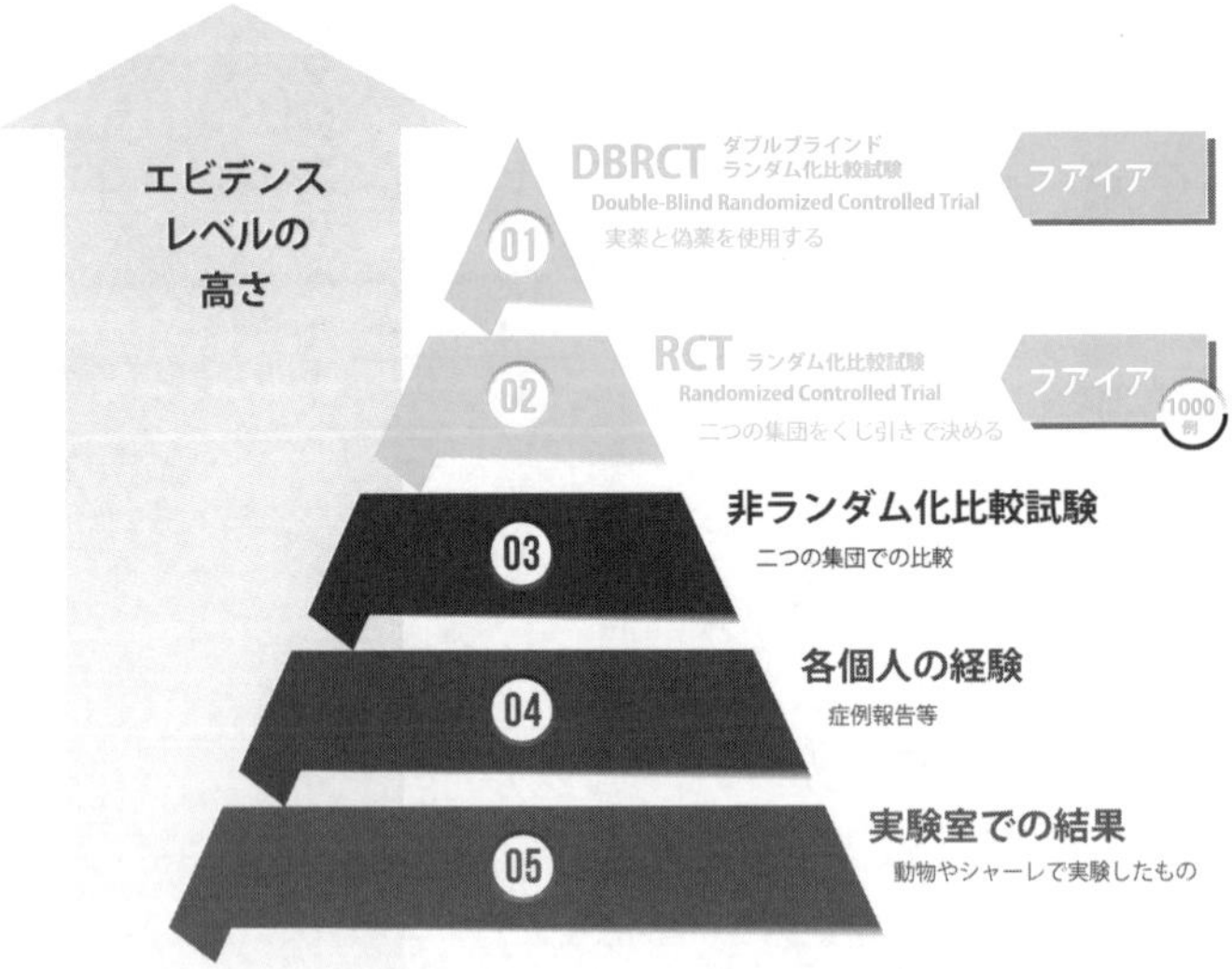

ファイアはDBRCTや大規模RCTでもエビデンスを得ているという点で価値が高い

文医学雑誌の研究発表用に行っているものを私は知りません。しかし、ファイアは肝臓がんでランダム化試験を勝ち抜き、そして乳がんでDBRCTを現在行っています。

コラム

第57回日本癌治療学会学術集会にてファイアを発表しました

明らかなエビデンスを得た生薬ファイアをがん治療の専門家に啓発するために、2019年10月16日、福岡で開催された第57回日本癌治療学会学術集会で約1時間の講演を行いました。健康食品として流通しているものが、日本癌治療学会で発表できることは極めて稀なことです。講演1は「抗がんエビデンスを有する漢方は存在するか」というタイトルで芝大門いまづクリニックの今津嘉宏先生にお願いしました。今津先生は「がんの補完代替医療クリニカル・エビデンス（2016年版）」の編集委員で、2016年までは明らかな抗がんエビデンスを有する生薬や漢方薬はひとつもない、という発表でした。そして講演2で私が「抗がんエビデンスを積み重ねる生薬ファイア」と題して発表しました。2018年にファイアの肝臓がんでの有意差がGutに掲載され、現在も複数のがんで大規模臨床試験が進んでいるという内容でした。詳しい講演の内容などは日本ファイア研究会のホームページをご覧ください。

コラム 医薬品と食品の違いについて

ファイアは中国では医薬品ですが、日本では医薬品の分類ではなく、健康食品として流通しています。

日本では医薬品と健康食品はどう区別されているのかについてここでは解説します。

医薬品とは

簡単に言うと、食経験の蓄積があるものは食品で、病気に対する臨床使用経験の蓄積があるものが薬です。

薬機法（医薬品、医療器機等の品質、有効性及び安全性の確保等に関する法律）の第1条には、「この法律は、医薬品、医薬部外品、化粧品及び医療器機の品質、有効性及び安全性の確保のために必要な規制を行う」とあります（抜粋）。そして食品衛生法の第4条には、「この法律で食品とは、すべての飲食物をいう。ただし、薬事法に規定する医薬品及び医薬部外品は、これを含まない。」とあります。つまり、食品とは食するものから医薬品や医薬部外品を除いたものとなります。

食品とは

食品は、①特別用途食品と②保健機能食品と③一般食品の3つに分けられます。

①特別用途食品

病者用食品（糖尿病者用、腎臓病食など）、嚥下困難者用食品など特別の用途に使用します。乳児用調製粉乳も含まれます。

②保健機能食品

保健機能食品は、特定保健用食品（通称トクホ）、栄養機能食品、機能性表示食品に分類されます。

②－1　特定保健用食品は消費者庁が許可しています。

②－2　栄養機能食品は、1日に必要な栄養成分が不足しがちな場合、その補給・補完のために利用できる食品です。現在、ビタミン13種類、ミネラル6種類とω－3系脂肪酸が認められています。栄養機能表示と注意喚起表示を確認して利用します。

②－3　機能性表示食品は、事業者の責任において、科学的根拠を基に商品パッケージに機能性を表示した食品です。2015年4月に始まった新しい制度です。

③一般用食品

消費者が食品と聞いて描く基本的なイメージのものです。スーパーや小売店で売っている食品に相当します。栄養補助食品、健康補助食品、栄養調整食品といった表示で販売されている食品類も実は一般食品です。これらは機能（効果）についての表示ができません。

食品中の成分の薬理作用の研究が進んだ結果、疾病の予防などの効果をうたった健康食品が出現し、医薬品との区別があいまいになってきました。そのため食品と医薬品を明確に区分する必要が生まれ、1971年、厚生労働省から「無承認無許可医薬品の指導取締りについて」が出され、医薬品と食品の区分が明示されたのです。

しかし、一般消費者から見ると、医薬品と食品の違いがわからないため、機能性食品や健康食品に標榜されている内容を見て医薬品と同等の効果があると受け取ってしまう場合もあります。

厚生労働省による「生活習慣病予防のための健康情報サイト」には、保健機能食品の摂取について以下の記述があります。

〝特定保健用食品、栄養機能食品、及び機能性表示食品はいずれも医薬品ではなく、疾病の治療・治癒・予防等を目的として摂取するものではありません。これらの食品の摂取に当たっては、食事からの栄養摂取や食生活の改善を基本とした上で、機能性や目安量、作用機序など公開されている情報を充分に確認するようにしましょう。〟

第5章

ファイアの臨床での使用法

さっそくファイアを使ってみたいと思われた方に、使い方をご紹介します。

・がんなど各種疾患の予防や再発を防ぎたい方。がんの根治切除後、または抗がん剤などでがんが消失した方

ファイア　3g／日

・がんなど治療中の方。がんと共存している方。手術後、半年から一年以内の方

ファイア　6g／日

・腫瘍が大きくてがんの手術ができない方。他の治療法がない方

ファイア　20g／日

他の西洋薬、西洋治療方法、漢方薬と併用しても問題ありません。

実は、Gutに掲載されたエビデンス(1)の臨床現場では、毎日60gを投与していました。

これはどうしても結果を出すために限界に近い量（副作用の下痢が頻発する量）を投与したのではないかと私は考えています。

漢方薬では、一般的に中国の投与量は日本の投与量の3～10倍です。日本と中国での処方量の大きな差は江戸時代からも言われていました。いろいろな理由があると思いますが、中国では子供の頃から漢方に暴露されているのです。体質として多くの量に慣れていると考えられます。日本では中国と比べてどの漢方薬も処方量が少ないですが、同様の効果が得られているので、私は前述の量をお勧めしています。

ファイアについては、まずは3gから試される方が多いと思います。1回で飲まれる方が多いでしょうが、慣れないうちは一日の中で何回かに分けて飲んでも構いません。口の中に入れて水かぬるま湯で流し込めばいいのですが、それが難しい方は、ぬるま湯に溶かして飲みます。最初に熱いお湯を少し入れかき回し、水を追加します。溶かしたものを一日で飲み切るなら冷蔵庫で保存しておいてもいいでしょう。

ファイアはキノコの菌糸体からできていますので、独特なキノコ特有のダシのような香りがします。シイタケやマツタケとは異なる匂いですが、シイタケ茶のような感覚で飲まれると良いかもしれません。

漢方薬はすべてそうですが、「おいしい」とか「もっと飲みたい」と思われる方のほうが、相性が良いようです。どんなに合っていそうな漢方薬や生薬でも、「まずくて飲めない」「苦くて無理」というような場合は効果が望めません。そのような感覚も大事にしてほしいと思います。「我慢すれば飲める」程度ならぜひ継続してほしいのですが、私は飲めない方に無理に勧めることはありません。

ファイアの副作用

ファイアの大きな魅力は「副作用（副反応）が極めて少ない」ということです。特筆すべき点と言えるものです。

抗がん剤でよくあるのは、副作用が辛くてQOLが下がってしまうということです。治療開始前はどこにでも出かけられたのに、副作用が辛くて何をすることもおっくうになってしまうような例をいくつも見てきました。「この副作用さえなければもっとがんばれるのに」と思われる方も少なくありません。

Gutに掲載された論文での副作用比較

	Huaier (n=686)		Control (n=316)
	AEs	Drug-relatedAEs	AEs
全体的な発生率、n（%）	175 (25.5)	160 (23.3)	72 (22.8)
体質面での症状			
疲労感、n（%）	2 (<1)	2 (<1)	2 (<1)
発熱、n（%）	9 (1.3)	9 (1.3)	6 (1.9)
臨床検査			
*肝機能異常†、n（%）	51 (7.4)	48 (7.0)	18 (5.7)
軽度の白血球減少症、n（%）(> 3×109 / L、ただし<4×109 / L)	3 (<1)	3 (<1)	0
*異常なCBC‡、n（%）	24 (3.5)	21 (3.1)	5 (1.6)
呼吸器症状			
咳、n（%）	6 (<1)	6 (<1)	0
インフルエンザ様症状、n（%）	41 (6.0)	41 (6.0)	20 (7.0)
消化管症状; 胃腸症状			
消化不良、n（%）	3 (<1)	2(<1)	1 (<1)
悪心または嘔吐、n（%）	13 (1.9)	13 (1.9)	2 (<1)
腹痛、n（%）	5 (<1)	5 (<1)	3 (<1)
*下痢、n（%）	35 (5.0)	30 (4.4)	6 (1.9)
その他の愁訴	49 (7.1)	43 (6.3)	21 (6.6)

しかし、主作用と副作用は表裏一体である、という考え方が西洋医学では一般的ではないでしょうか。効果があるものには多かれ少なかれ副作用があるのだ、と思うのです。メリットもあればデメリットもある。その両方を天秤にかけてメリットが大きい場合は採用しましょう、という考え方です。

漢方では少々異なります。体質改善をすることができれば、ほとんど副作用なく状態は改善します。ここまでお伝えしてきた通り、免疫を中庸に働かせることができれば、免疫異常に伴う他の症状も一緒に改善することがあるのです。

Gutに掲載されたエビデンス(1)では、下痢が非投与群は1.9%、投与群4.4%ですからわずか2.5%多かっただけでした。それ以外の体質面での数値、臨床検査（数値に現れるもの）、呼吸器症状、消化管と胃腸の症状はいずれも、投与群と非投与群では差がありませんでした。下痢以外の副作用に思われるようなものは、大きな集団の中ではファイアの投与群、非投与群どちらでも差異なく起こり得るということです。

つまりファイアの明らかな副作用は下痢のみなのです。抗がん剤のしびれや痛み、食欲不振、味覚嗅覚障害、不眠、口渇、脱毛、皮膚の炎症や爪の抜け落ちなどと比べるとないに等しい訴えだと思います。

また漢方では、「下痢」が起きるほうが薬が効いている証拠と捉えることがあります。様々な症状の中で、便秘がある場合は、そこから改善を目指すこともあります。具体的には大黄含有処方が選択肢となります。ですから、ファイアのように下痢が起こるというのはむしろ好ましく、耐えられる程度であれば、ぜひ継続してほしいと思います。

しかしながら、日頃から大量の漢方処方に慣れている中国人と日本人では作用や副作用の出現に違いがある可能性があります。わずか3gでも下痢が出たと訴えられるケースがあります。腫瘍を小さくしようとされている方がいきなり20gを飲み始めるとさらに下痢が生じる可能性は高くなると思います。

そこで、心配な方や、すでに下痢が出てしまった方は、まずは少量から慣らしていただくのが良いでしょう。1gを数日試されて問題なければ2gに、さらに数日試して3gに、と増量します。もしくは最初は下痢していたが、我慢できる程度だったので、同じ量を継続して飲んでいたら、徐々に普通になった、ということもあります。

20gを継続して飲まれる場合は、注意が必要です。多量の生薬摂取に慣れていない日本人は、3ヶ月に一度、採血検査で肝機能障害をチェックしてください。

3gや6gでは副作用の発現が極めて少ないと思われますので、医師の方が、患者さんの目的に照らし合わせて、飲める量をコントロールしてください。

生薬は長い期間で体質改善を図るものです。頓服として大量に服用しても効果は得られません。続けられる量を服用することが肝要です。

ファイアQ&A

　ここでは、医師に向けて患者さんからよくあるお問い合わせについて、お答えの例をご紹介します。

Q. ファイアは食前に投与させるのが良いのですか？　食中・食後では効果が減少しますか？

A. 好きなタイミングで構わないでしょう。臨床経験から言っても、大きな差はないように思います。大事なことは「食前に飲まなかったから効果がないんだ」という考え方ではなく、「今日も一回ファイアを飲んだからきっと効果があるはず」と思っていただくことです。ただ、患者さんからの質問で「いつ飲んだらいいですか」と聞かれる場合は、「もし可能なら食前に飲まれるといいですよ。もし飲み忘れたら思い出した時に飲まれるのでも大丈夫ですよ」とお答えいただくと良いでしょう。

Q. 現在、西洋薬で治療中の患者さんがいます。ファイアを併用しても大丈夫でしょうか？

A. ファイアは西洋薬と全く異なる作用機序なので併用しても大丈夫です。ホルモンに関わるものも含有されていませんので、安心してお使いください。

Q. 現在、他の漢方薬を投与中です。ファイアを併用しても構いませんか？

A. 大丈夫です。ファイアは既存の漢方薬には含まれていない成分です。ファイアを飲むことで、他の漢方薬の作用が増強されたり減少したりということはありません。私も多くの漢方服用中の患者さんに使用してきましたが、どちらかの効果が損なわれるということはありませんでした。もしご心配なら、時間をあけて服用されると良いでしょう。例えば、食前に今までの漢方を、食後にファイアを飲むといった感じです。

Q. ファイアを投与したら下痢をしました。中止すべきでしょうか？

A. Gutに掲載された論文(1)でも、ファイアを飲んだ群は若干下痢が多かったと出ています。

しかしながら、少々の下痢は漢方の世界では薬効が出ていると考えることがあります。困るのはむしろ便秘の方で、漢方処方をする時に便秘がある方は大黄含有処方等でこれを解消することも考えます。ですから、我慢できる程度の下痢であれば、続行していただきたいと思います。

体が新しい成分にまだ慣れていないと考えることもできます。下痢をされる方は、分量を少なくして試していただきたいです。3gを1日2~3回に分けて飲まれてみる。それで大丈夫でしたら少しずつ量を増やしていくこともできますし、同じ量でも最初の1週間は下痢気味であったが、徐々に同じ量の内服でも下痢をしなくなる場合もあります。できるだけ医師と患者さんの双方で工夫して体に取り入れられることをお勧めします。

Q. フアイアを1~2ヶ月飲んでも効果が実感できないようです。

A. 西洋薬と違い、頓服的に現在の症状を短期間で緩和するものではありません。後ほどご紹介する乳がんのエビデンス(13)では6ヶ月飲んだ群と18ヶ月飲んだ群を比較したところ、後者でがんの再発をしなかった人のほうが統計的に明らかに多い結果となりました。ですからファイアは、漢方薬と同様にある程度の時間をかけて体質改善をはかっていくものとお考えください。その際に、各種検査数値の比較も大事ですが、患者さんご自身の主観も大切になさってください。ファイアを飲んで「おいしい」と感じられれば続行。「苦にならない」や「あまり好きではないが続けられそうだ」という感想でも続行をお勧めします。「口にするのも辛い」「どうしても飲めない」という場合は体質が合っていないと思われますから無理せず中止されたほうが良いと思います。

Q. ファイアはアガリクスやフコイダン、メシマコブ等と何が違うのですか、と聞かれます。現在、それらを使用している患者さんは、ファイアに切り替えたほうが良いのでしょうか?

A. 厚生労働省の委託を受けた専門医からなる特別チームがまとめた「がんの補完代替療法クリニカル エビデンス（2016年版）」という本があります。これは内外のがんに効果があると喧伝されている各種健康食品や治療法について、確かなエビデンスがあるかどうかを調査しまとめたものです。この本によると、おっしゃられるような健康食品（これまで登場してきたものを含む）にはすべて確固たるエビデンスはない、と結論づけています。

この本にはファイアは掲載されていません。Gutの論文(1)が出たのがこの後だからです。この研究内容は実際の患者さんの1000例規模に及ぶ、肝臓がん手術後の無再発生存率を比較したもので、これは医薬品レベルの論文なのです。他の健康食品にはこのレベルの研究論文はなく、レベルが低いものがいくつかあるのみです。標準治療に何かプラスで取り組まれたい方には、「どうせ何かやるなら、確固たるエビデンスがあるもののほうが良いのではないか」と私は説明しています。

「がんの補完代替療法クリニカル　エビデンス（2016年版）」のPDFはダウンロードできますので、検索してみてください。

Q. 患者さんの家族や親族にがんの既往歴のある方がいます。その患者さんも将来のがんが心配なようです。ファイアをがん予防として飲むことは効果がありますか？

A. 全くの健康な人のがん予防に対するファイアのエビデンスはありません。エビデンスがあるものはすでに起こってしまったがんに対してです。しかし、この本でお伝えしている通り、全身の免疫系に対してファイアはプラスに働く可能性があります。

実はGutに掲載された論文(1)は、肝臓がんを摘出してからの生存率ですから、がん予防効果があるとも言えます。

分子標的薬を使用したSTORM試験(10)では、同じことを行って結果が出ませんでした。また、他の健康食品や栄養成分では、当然ながらまだエビデンスがありません。

ですから、何か予防的に取り入れたいのであれば、ファイアを少量毎日飲まれることをお勧めします。また、「血液一滴でがんの可能性がわかる」というような検査で、陽性となった方に対しても、定期的ながん検診とともにファイアを取り入れられることをお勧めします。

第6章

各疾患に対するファイアの効果

フアイアが免疫疾患に及ぼす作用

免疫システム異常	疾患	代表疾患	フアイアの作用
低　下	悪性腫瘍	肝臓がん	抗腫瘍作用 抗ウイルス作用 低下した免疫を上げる
		乳がん	
		胃がん・大腸がん	
		前立腺がん	
		子宮頸がん	
		線維肉腫	
		卵巣がん	
		メラノーマ	
	感染症	風邪・インフルエンザ	
		新型コロナウイルス	
		ウイルス性感染症	
		真菌性感染症	
亢　進	アレルギー疾患	アレルギー性鼻炎	亢進している 特定の免疫を下げる
		アトピー性皮膚炎	
		食物アレルギー	
		アナフィラキシー	
		薬物アレルギー	
		花粉症	
	呼吸器疾患	気管支喘息（成人・小児）	
	腎炎	IgA 腎症	
	自己免疫疾患	乾癬	
		膠原病	
		関節リウマチ	
		シェーグレン症候群	
		ギラン・バレー症候群	
		バセドウ病　等	
混　沌	免疫混沌	不妊症	免疫を中庸にする
		認知症	
		発達障害	
		心血管イベント	
		老化	

この章では免疫のシステム異常がどのような疾患を引き起こし、その際にファイアを投与することで、どのような作用が生まれるかについて考察します。前頁の表は、それらをまとめたものです。

続いて、実際のエビデンスをご紹介していきます。

各疾患へのエビデンス

肝臓がん

論文のタイトル

肝細胞がんの根治的切除後の再発に対するファイア顆粒の効果：多施設共同無作為化臨床試験(1)

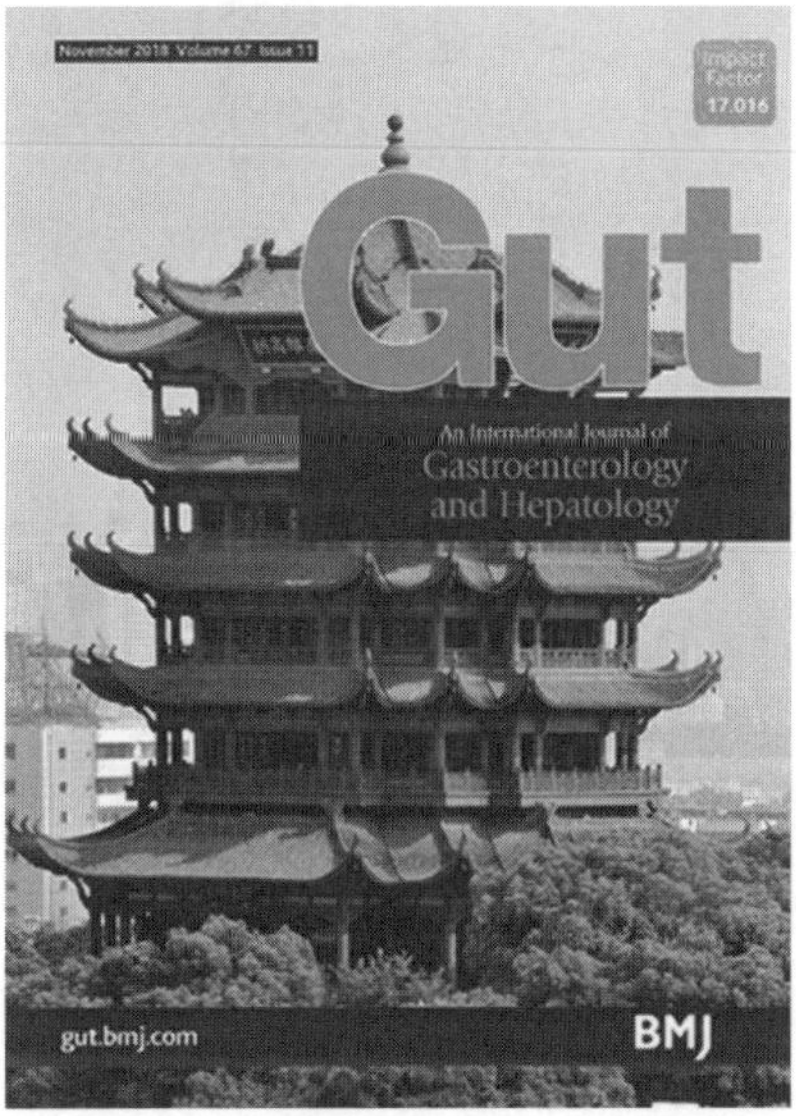

概要

研究の目的

肝細胞がん（HCC）の根治的外科的切除後の補助療法が、無再発生存期間（RFS）または全生存期間（OS）を改善するというエビデンスはこれまでにほとんど存在しない。我々は、このアンメットニーズ（いまだに治療法が見つかっていない疾患に対する医療ニーズ）に対応するために、Trametes robinophila Murr（ファイア）の水性抽出物の有用性を評価する多施設、無作為化、対照、第Ⅳ相試験（製造販売後臨床試験）を実施した。

解説

肝細胞がんは、世界で最も一般的ながんのひとつであり、悪性腫瘍関連死の主な原因のひとつです。全体的な予後は悪く、5年後の再発率は約70％で、多くが局所再発か遠隔転移のどちらかになります。再発を防ぐ有効な治療法がまだ確立していない現在、ファイアをこれらの患者さんに投与して、有意差が出れば、とても画期的な成果が上がると考えたのでした。

研究デザイン

合計1044人の患者を2：1の割合で無作為に、ファイアを投与した群と、治療後それ以上の治療を行わない群（対照群）に割り付け、前者には最長96週間投与を行った。

主要エンドポイントはRFS（無再発生存期間）。副次的エンドポイントはOS（全生存率）とERR（肝外再発率）であった。

解説

1000人以上の肝細胞がんの手術後の患者さんに、複数の施設で実施した大規模臨床試験です。手術後、ファイアを飲ませた群と飲ませなかった群をくじ引きで決めています。

ファイアを飲ませた群の投与量ですが、一日20gを3回、合計60gにも及ぶ量です。そもそも中国の漢方投与量は日本の3～10倍です。小児の頃から頻回に漢方を投与しているから、体がそれに慣れているのですね。また、効果を出すために副作用が出にくい範囲で最大量を投与したのだと思います。

エンドポイントとは、目標となる指標です。がんの分野で、無再発生存期間とは、患者さんにとっても最もありがたい指標です。単に生きただけではなく、その期間、再発も転移もしなかったわけですから。また、長生きを目指すという趣旨では、生存率も大事です。これで有意差を目指すということは、そのまま臨床で使えるというものです。西洋医学の抗がん剤並みの結果を目標にしたわけです。

結果

ファイア群（n＝686）と対照群（n＝316）の平均RFSはそれぞれ75・5週、68・5週であった（HR 0・67；95％CI 0・55～0・81）。ファイア群と対照群のRFS率の差は62・39％、49・05％（95％CI 6・74～19・94；p＝0・0001）であり、これにより、ファイア群のOS率は95・19％、対照群のOS率は91・46％（95％CI 0・26～7・21；p＝0

・0207）であった。ファイア群と対照群の腫瘍ERR（過剰相対リスク）はそれぞれ8・60％と13・61％であった（95％CI－12・59～－2・50；p＝0・0018）。

解説

ファイアを飲んだ群のほうが、無再発期間の平均値は7週間長かったという結果になりました。また無再発率も、96週後で飲んだ群は13％以上多かったのです。一般の方から見ればこれらの差はわずかと思うかもしれませんが、ソラフェニブ（分子標的薬）を使用したSTORM試験(10)では、このような結果が出ませんでした。ファイアには及ばなかったのです。

再発防止には、現時点ではファイア投与が唯一の手段なのです。

Gutの編集長が書いたコメントの内容

中国の研究結果だから、どこか怪しい、とお考えになる方もいらっしゃるかと思います。

これが中国国内で密かに行われ、いつの間にか開始され終わったのであれば、その可能性はあります。

しかし、この研究は国際的な手順を完全に正当に踏んで行われたものです。手順とは、まずアメリカの論文精査機関に登録します。この研究を行いますよと宣言してから開始されるのです。途中で都合の良い変更はまず認められません(この研究では当初プラセボ(偽薬)を投与する計画でしたが、独特の味と香りを再現できないため、無投与群とするという変更があり、認められました)。

論文掲載に当たっては、専門の査読家が手順が適正なものであるか厳密にチェックします。Gutにおいては5人もの専門家が検証し、その結果、掲載に値すると結論づけ掲載に至りました。

このGutの編集長エマド・エル・オマーが中国医師報に特別寄稿しています。以下に全文を和訳して掲載します。《掲載許諾取得済み》

肝細胞がんは世界的な殺人者であり、特に中国では数百万人の命を奪うものである。がん治療の進歩にもかかわらず、依然として大きな障壁がある。潜在的治癒手術はある程度の希望をもたらすが、早期再発は患者の70%の命を奪う。潜在的治癒手術後のアジュバント化学療法は残念な結果である。代わりの治療が患者には緊急に必要とされており、他のがんで用いられている伝統的な治療法にいくつかの回答を求めるべきことは理に適っている。伝統的中医学ではファイアはよく知られており、また十分に研究されている。ファイアは早期の光明は示したが、最初の研究は小集団で観察期間は短かった。Chenらによる最近の研究が私の医学雑誌Gutに掲載された理由は、この研究が最大の多施設、無作為、二群間の第IV相臨床試験であることだ。それは臨床的に重要な利点を示し、これは中国だけでなく、肝臓がんの世界的な分野で歓迎されるだろう。

この研究が非常に徹底したピアレビュープロセスを受けたことが重要である。5人の国際的な専門家がこの論文をレビューし、全員がレビュープロセスの終了時にすべて満足しており、必要な改訂後に、この研究がGutに掲載されるに値することを示している。発見されたものが本物で関連性のあるものでなければ、このような厳しいレビューを受けるとほとんどの論文は生き残ることができない。したがって、このレビューを通過したこの原稿をGutに受け入れることを私たちは歓迎した。

Gutの編集長として、私はこの原稿が私の雑誌で受け入れられていることを個人的に非常に喜ばしく思った。最も厳しい研究方法論を遵守している限り、私たちは偏見なく、私たちの専門分野における科学的進歩に貢献することを誇りに思う。伝統的中医学には多くのものがあり、中国での厳格かつ十分に管理された臨床試験の出現により、世界は中国の医師とその伝統的な実践の知恵と卓越性から恩恵を受けるだろう。

中国の同僚たちが世界と共有している驚くべき進歩と発見に敬意を評したいと思う。Gutの編集長（2010年以降）の任期中、私は中国の科学と医学の大きな変革を目撃した。私は、中国がGutにアクセプトされた論文の最高の寄稿者の1つであることを誇りに思う。長年にわたって中国の同僚を訪れる時間と労力を鑑み、私は本当に友人である彼らに敬意を表し祝福する。

Gut 編集長
プロフェッサー・エマド・エル・オマー

肝臓がん以外のがんに対するエビデンス

乳がん

中国で乳がんの治療薬として保険適用を受けているファイアは、これまで多くの研究論文が発表になっています。「Breast Cancer Huaier」を PubMed で検索すると、本書執筆時点で28本の論文を見つけることができます。

２０２０年の8月には、これまでのファイアの乳がんに関するエビデンスをまとめてレビューした「Review Trametes robiniophila Murr in the treatment of breast cancer」という論文が発表(13)されました。乳がんに関するエビデンスを総合的に知りたい方はこのエビデンスを読むとわかりやすくまとめられています。

この論文の指摘にもあるのですが、乳がん（その他のがんも含めて）にはGutに掲載された肝細胞がんのような１０００例規模の大規模臨床ランダム化比較試験はまだありません。しかしながら、大規模臨床試験にも登録されており、今後数年間で明らかなエビデンスが出ることが期待されます。

ここでは、すでに行われた小規模臨床試験の研究論文をご紹介します。

論文のタイトル

トリプルネガティブ乳がんの術後治療におけるファイアア顆粒の使用に関する臨床試験(14)

概要

ステージⅠ～Ⅲのトリプルネガティブ乳がん（TNBC）患者の術後療法におけるファイア顆粒の有効性と安全性をさらに検討するために、症例対照臨床研究を行い、術後の安全性と患者の生存率に対する影響を観察した。

実験の方法

修正根治的乳房切除術を受けたTNBC患者210人を選び、2010年10月から2014年9月までに当院に入院させた。患者を実験群（101例）と対照群（100例）に無作為に割り付けた。実験群の患者には、ファイア顆粒を1回20g、1日3回に分けて経口投与した。投薬は、化学療法中、または化学療法後6ヶ月または18ヶ月の時点で開始された。対照群では、この過程で中医学製剤を一切投与しなかった。無病生存率（DFS）と全生存率（OS）を主要評価項目として測定した。

結果

観察期間の中央値は46ヶ月であった。ファイアを飲まなかった群100名の5年DFS、OSはそれぞれ82%、86%であったが、ファイアを飲んだ群101名では87・1%、90・1%であった。この差は統計的には有意ではなかった。しかし、飲まなかった群のステージⅢ患者の5年DFSは53・8%、OSは65・4%で、飲んだ群のステージⅢ患者の81・3%、87・5%に比べて有意に低かった。また、飲んだ群では、6ヶ月間の投薬で10人の患者が病状の進行を示したのに対し、18ヶ月間の投薬では3人しか病状の進行を示さなかった。この差は統計学的にも有意であった。

解説

200人規模の乳がんで乳房を切除した患者さんに対するランダム化比較試験です。飲んだ量はGutと同じ一日60gです。全体としてはファイアを飲んだ群の無病生存期間(DFS)が若干良かったのですが、明らかに優れているとまでは言い切れませんでした。

しかしながら、ステージⅢの患者さんに限定すると、無病生存期間も生存期間も統計的に明らかに差がある結果となりました。また、6ヶ月だけ飲むより18ヶ月飲んだほうが明らかに効果が出ました。

胃がん・大腸がん

胃がんは日本人男性では2位、女性では3位、大腸がんは男性では3位、女性では2位とがんの中では大変多いものです。これら2つのがんをまとめてここでは消化器がんとします。ファイアの消化器がんのエビデンスもかなり多いです。2018年の4月にはそれまでに報告された33の論文を分析してまとめたメタアナリシス論文が発表されました。ここではその概要をご紹介します。

論文のタイトル

消化器がんに抗するアジュバント療法におけるファイア由来の多糖類の効果について：

システマティックレビューとネットワークメタアナリシス(15)

概要

２８８４人の患者と10の治療群を含む合計33の試験を対象とした。ファイアは、副作用の発生率を増加させることなく、治療反応率（2・48、1・83～3・35）および生存率（６ヶ月、12ヶ月、24ヶ月）を有意に増加させ、免疫機能を改善した。ほとんどのサブグループで有意な有効性が認められた。ネットワークメタアナリシスの結果、TACEと１２５１粒子注入の併用療法には、ファイアが非常に適していることがわかった。同様に、ファイアはプラチナ製剤（L-OHPおよびDDP）やアドリアマイシン（ADM）の増強にも優れたアジュバント治療効果を発揮した。ファイアは、胃がん、大腸がんの患者にとって明らかな利点がある。

JCOPY 88002-887

解説

まずはフアイアが消化器がんに対しても有効な可能性があるということがわかりました。それと同時に、抗がん剤と併用すればその効果を増強することもあり得るのです。ですから抗がん剤を使用している方にもフアイアの併用効果があると考えています。この論文にもある通り、それによって副作用の発生率を増加させる心配はありません。

肺がん

肺がんは日本人で最も多いがんです。男性では1位、女性では2位の発生数です。肺がんに関するフアイアの研究もいくつかあるのですが、この本がでるまでに終了した臨床試験はありません。効果があるという前提で、どういった作用機序で肺がんにアプローチするのかという研究があります。ひとつ紹介します。

論文のタイトル

ファイア顆粒抽出物は、MTDH、JAK2/STAT3およびMAPKシグナル経路のダウンレギュレーションを介して、肺がん細胞の増殖および転移を抑制する(16)

概要

ファイアの効果は広く研究されているが、肺がんにおける役割とその分子機構は明らかになっていない。本研究では、ファイアの肺がん細胞に対する抑制効果とその分子メカニズムを探った。CCK-8およびBrdU細胞増殖アッセイキット、Transwellおよびコロニー形成アッセイにより、細胞生存率、転移および浸潤を分析した。また、細胞周期とアポトーシスについては、フローサイトメトリーで解析した。実験の結果、A549およびNCI-H1650細胞の生存率、転移、浸潤は、ファイアによって用量および時間依存的に阻害された。また、ファイアは細胞のアポトーシスを誘導し、細胞をS期にブロックして細胞の増殖を抑制した。ウェスタンブロッティングの結果、ファイアはMTDHの発現を阻害し、

Bax/Bcl-2の割合を増加させた。また、Cleaved Caspase-3の発現を促進し、Caspase-3の活性を増加させ、細胞のアポトーシスを促進し、細胞の増殖を抑制した。ファイアは、EMT関連タンパク質の発現レベルを抑制することで、肺がん細胞の転移および浸潤を阻害し、さらにJAK2/STAT3およびMAPKシグナル伝達経路の発現を抑制した。以上のことから、ファイアは、複数の標的を介して肺がん細胞の増殖および転移を抑制する可能性があり、肺がんの治療薬として期待されている。

解説

非小細胞肺がん（NSCLC）は肺がんの主なタイプであり、その生存率は高いとは言えません。しかし、フアイアが多くの作用をもたらして肺がんの抑制や転移予防に一定の効果があるのではと考えられてきました。その研究のひとつがここに紹介したものです。特定のリスク因子にだけ効果を上げるのではなく、複合的に肺がんに対してアプローチすることがわかってきました。他の研究では、パイロトーシスの誘導(17)や、miR-26b-5p/EZH2

シグナル伝達経路の発現促進[18]、細胞周期の停止とアポトーシスの誘導[19]を行うことがわかっています。ファイアは生薬ですから多成分系です。よって、がんに対して様々な経路から有効性があると推測できます。

その他のがん

これまでに、腎臓がん[20]、膵臓がん[21]、胆管がん[22]、子宮頸がん[23]、卵巣がん[24]、前立腺がん[25]、急性リンパ白血病[26]、線維肉腫[27]、メラノーマ[28]など様々ながんに研究がなされています。西洋医学では、それぞれ別物として細かくアプローチ方法を決めて治療していきます。悪性腫瘍という大きな枠組みに対して、とりあえずファイアを服用すれば何かしらメリットがありそうだというのは、西洋医学の考え方では一般的ではありません。しかしながら、ファイアは人間に悪さをしないで、都合よく作用しています。ですから「免疫力を上げる」という考え方を加えるのが最良の選択肢のひとつです。

腎臓病に対するエビデンス

腎臓は体内の不純物をろ過して尿として排泄するために大事な臓器です。腎臓の機能が失われると、人工透析のお世話になるようになります。半日程度かかる透析を週に3～4日は受けなくてはなりません。これまでの仕事ができなくなる人が大勢です。

腎臓病の原因として大きなものは糖尿病ですが、その次に大きな割合を占めるのが「原発性糸球体疾患」という言葉にまとめられるものになります。有名なものではIgA腎症です。これは抗原に対してIgA抗体が過剰生産され、免疫複合体から糸球体へのIgA沈着が生じることで起こるとされています。

つまり、免疫の亢進です。糖尿病が免疫の低下を生じるとすれば、原発性糸球体疾患は免疫の亢進によって起こる腎症なのです。

フアイアはこれら免疫の亢進によって生じる原発性糸球体疾患や他の腎臓疾患(5)の研究論文が出ており、腎症の発症、透析までの時間稼ぎ、現状の改善のために、フアイアを取り入れることはひとつの選択肢だと言えます。

原発性糸球体疾患

論文のタイトル

人の原発性糸球体疾患の発症を遅らせるファイキフォン（HQH）顆粒の予備的研究(29)

目的

原発性糸球体腎炎患者に対するHQH（ファイア+枸杞子《クコシ》+黄精《オウセイ》）顆粒の効果を評価し、その考えられるメカニズムについて考察する。

方法

2011年12月から2012年12月の間に原発性糸球体腎炎と診断された16名の患者を登録した。HQH顆粒を経口投与した0日目（ベースラインレベル）、30日目、90日目に血液と尿を採取した。血清と尿中のクレアチニンとシスタチンC（Cys-C）、尿中の総タンパクとアルブミンを自動生化学分析装置で測定した。血清および尿中の好中球ゼラチナーゼ関連リポカリン（NGAL）はELISA法で、血清中のマロンジアルデヒド（MDA）はチオバルビツール酸法で、尿中の赤血球数は光学顕微鏡で測定した。

結果

30日目と90日目のクレアチニン、MDA、Cys-C、NGALの血清レベルは、ベースラインのレベルよりも有意に低かった。また、尿中のCys-C、NGAL、総タンパク、アルブミン、赤血球数も減少し、推定糸球体濾過量（eGFR）も増加した。

解説

HQHは、ファイアに伝統生薬である黄精と枸杞子を配合した薬です。黄精は滋養強壮効果があり、胃腸虚弱や慢性の肺疾患、糖尿病、病後の食欲不振、咳嗽、栄養障害などに用いられます。枸杞子には中医学で言う、腎肝の下がっている状態を上げたり、滋養強壮の働きがあります。

ファイアが主にがん領域で使われるのに対し、HQHはそれ以外の、ステロイド剤が必要そうな免疫亢進状態の難病・難症にも使用されています。

この研究では、「HQH顆粒は、軽度のタンパク尿と血液透析を伴う原発性糸球体疾患の発症を遅延させる効果があることがわかった。本研究は、原発性糸球体疾患の新たな治療法を提供する可能性がある」と結論づけています。

IgA腎症

論文のタイトル

HQHは軽度のIgA腎症患者のタンパク尿と血尿を改善する：前向き無作為化比較試験(5)

目的

本研究では、軽度の免疫グロブリンA腎症（IgAN）患者に対するHQH（フアイア＋枸杞子＋黄精）顆粒の効果を、前向き無作為化比較試験により検討した。

方法

腎病理学的にIgA腎症と診断され、血尿または／およびタンパク尿（2g／日以下）を呈していた成人45名を、HQHを投与する群と無投与の群に無作為に割り付け、12週間投与した。第0週、第4週、第8週、第12週に24時間尿中タンパク排泄量と血尿を測定した。タンパク尿と血尿の完全寛解率を評価した。また、治療期間中にHQHによって誘発されたあらゆる有害事象を観察した。

結果

8週目と12週目の24時間尿中タンパク排泄量は、HQH投与により対照群と比較して有意に減少した。12週目には、HQH投与群では対照群に比べてタンパク尿の完全寛解率が非常に高かった。また、ＨＱＨの投与により、12週目の血尿の程度が対照群に比べて明らかに減少した。ＨＱＨ投与により、8週目および12週目の血尿の完全寛解率が対照群に比べて増加した。ＨＱＨに起因する明らかな有害事象は認められなかった。

解説

前述したとおり、腎臓病で糖尿病の次に多い、原発性糸球体疾患。その大部分がIgA腎症です。この研究では、軽度のIgA腎症の患者さんを、無治療群とＨＱＨ治療群に分けて12週間観察したものです。

結論では、明らかに尿タンパクが減少し、血尿も減りました。尿タンパクのほうは完全に寛解した数が多いので、IgA腎症においてはぜひファイアを使いたいと思います。ひとつ前に取り上げた原発性糸球体疾患の論文のほうでも、ファイア投与群に統計的に有意差がありました。つまり、ステロイド剤を使用しても治療が難しい腎症には、ファイアが選択肢のひとつになり得ると思われます。

喘息に対するエビデンス

論文のタイトル

非急性発作期の小児喘息患者に対するＨＱＨ顆粒の有効性の検討(2)

目的

非急性発作期の小児喘息患者に対するＨＱＨ（ファイア＋枸杞子＋黄精）顆粒の治療効果と、身体の免疫機能指標への影響を検討する。

方法

非急性発作期の喘息患者１８０名を、ＨＱＨ顆粒投与群（n＝92、ＨＱＨ顆粒をモンテルカストと吸入コルチコステロイドの内服とともに投与、ICS+MK+H群）と通常投与群（n＝88、モンテルカストの内服と吸入コルチコステロイドの投与のみ、ICS＋MK群）に分けた。

両群の小児の喘息発作度、漢方薬症候群度、血中免疫機能度、肺機能度の指標を検出した。

結果

治療前の小児たちの病気の程度には、2つのグループの間で違いは認められなかった（P>0.05）。通常の治療グループと比較して、HQH顆粒治療グループの小児たちの喘息の急性発作のスコアは、治療後に減少した（P<0.05）。通常の治療群と比較して、HQH顆粒治療群の小児の乾燥したり、緩くなった便、微熱、咳・痰、無気力・無食欲、白い舌の苔のスコアが有意に減少し（P<0.01）、睡眠中の発汗、口渇のスコアが減少した（P<0.05）。

通常の治療グループと比較して、HQH顆粒治療グループの小児たちの免疫グロブリン（血清IgA、IgG、IgM）のレベルは、治療後に増加した（P<0.05）。通常治療群と比較して、HQH顆粒治療群の小児のT細胞、Th細胞、NK細胞の割合は増加し（P<0.05）、B細胞の割合は減少し（P<0.05）、小児の血清Ts細胞の割合は両群間で差がなかった（P>0.05）。

JCOPY 88002-887

通常治療群と比較して、ＨＱＨ顆粒治療群の小児は、ピーク呼気流量（PEF）と強制呼気1秒量／強制肺活量（FEV1/FVC）の比の値が増加した（P<0.05）が、小児のFEV1には両群間で差がなかった（P>0.05）。

論文のタイトル

小児咳喘息の治療における免疫グロブリン、Ｔリンパ球サブセットおよびサイトカインに対するＨＱＨ顆粒の効果(3)

目的

咳喘息（CVA）の小児の治療を支援した場合の、小児の免疫グロブリン、Ｔリンパ球サブセット、およびサイトカインに対するＨＱＨ（ファイア＋枸杞子＋黄精）顆粒の影響を分析した。

JCOPY 88002-887

方法

２０１５年６月から２０１６年６月までに当院でCVAを患う合計80人の小児をランダムに研究グループと対照グループに分けた。両方のグループにアルブテロール粉末スプレーを投与し、対照グループはモンテルカストナトリウムに基づくチュアブル錠も投与した。研究群の小児にはＨＱＨ顆粒を投与し、３ケ月の治療後にIL-4、IFN-γ、IgA、IgG、IgEおよびCD4+、CD8のレベルを分析した。

結果

治療前の２つのグループ間で指標に統計的に有意な差はなかった（P>0.05）。治療後、IgAとIgGは有意に増加し、IgEは有意に減少した（P <0.05）。研究グループのIgAとIgGの増加は、対照グループよりも有意であり、IgEの減少は、対照グループよりも有意であった（P <0.05）。治療後、対照群と比較して、研究群のCD4＋比およびCD4＋／CD8＋はより有意に減少し、CD8 ＋比はより有意に増加した（P <0.05）。治療後、IL-4のレベル

は有意に減少したが、IFN-γおよびIFN-γ／IL-4は有意に増加した（P＜0.05）。研究グループのIL-4レベルは対照グループと比較して有意に減少した。IFN-γは対照群と比較して有意に増加した。治療後、IFN-γ／IL-4のレベルは対照群よりも有意に高く増加した（P＜0.05）。

解説

小児の喘息に対するＨＱＨ顆粒の治療効果を調べた研究を２つ掲載しました。小児喘息は免疫が亢進して起こる疾患で、成長とともに軽快する例もありますが、難治側に移行することもしばしば経験します。この２つの研究ではどちらの群にも通常のガイドライン通りの治療を行ったうえで、研究群にはＨＱＨも投与しました。その結果、研究群のほうが対照群よりも良かったのです。日本でも小児喘息の患者さんには、通常の治療を行いつつ、ファイアを飲んでいただくほうが、好転する可能性が高いことが示唆されています。両方の論文では、研究群に何か新たな副作用が起きていることはないようですから、その点で

JCOPY 88002-887

も小児の患者さんと、その保護者さんは安心できると言えます。

乾癬に対するエビデンス

論文のタイトル

軽度から中等度の乾癬に対するファイアの治癒効果に関するダブルブラインドランダム化比較臨床試験および人表皮角化細胞株の増殖に関する実験的研究(4)

概要

近年、ファイアの抗腫瘍効果が明らかにされた。しかし、ケラチノサイトの増殖や乾癬の治療に対するファイアの効果についての研究は行われていない。人表皮角化細胞株を異なる濃度のファイアで異なる期間処理した。細胞の増殖・活性化および細胞周期への影響を検出した。軽度から中等度の乾癬患者を無作為に選び、ダブルブラインド法で2つのグループに分けた。実験群には砂糖を含まない銀屑顆粒とＨＱＨ顆粒を、対照群には砂糖を含まない銀屑顆粒とプラセボを投与した。4週間後、様々な治療指標を比較した。ファイアは、対照群と比較して、人表皮角化細胞株の増殖を有意に抑制し、活力を抑制し、G1期の細胞周期を阻害した（それぞれ、P<0.01）。4週間の治療後、PASI50、PASI75、PASI90が50％減少した患者数は、両群間で有意差があった（P<0.01）。また、乾癬の影響を受けている体表面積（BSA）および静的な医師のグローバル評価（sPGA）が有意に減少し（P<0.01）、さらにDLQIの有意な改善が認められた（P<0.01）。ファイアは、今回の予備的な研究において、臨床的にも実験的にも有望な効果を示しており、将来的には尋常性乾癬の治療になんらかの利益をもたらすかもしれない。

解説

ファイア群とプラセボ群をくじ引きで振り分けたダブルブラインドランダム化比較試験です。エビデンスレベルとしては「最高」に位置します。164例の臨床試験です。

乾癬は、湿疹、発赤のような皮膚病で、免疫系が暴走し、自身の皮膚を攻撃しながらさ

JCOPY 88002-887

らに皮膚下で新たな皮膚が急激に増殖する疾患です。治療方法もステロイドや光線療法などしかなく、生物学的製剤などで完治する人もいますが、慢性化しやすく治りにくい人も未だ多いものです。

この研究では、中国で乾癬の治療によく使われる銀屑顆粒とともに使用しています。銀屑顆粒とプラセボを複合した群と、銀屑顆粒とファイアを併用した群では後者に大きく有意差がありました。

本書では、すでに専門誌に掲載されている論文からいくつかを取り上げました。今後発表される研究や、現在研究が進んでいるものについては、随時日本ファイア研究会のウェブサイトに掲載しますので、そちらをご参考ください。

日本ファイア研究会のウェブサイト https://huaier.org/

事務局連絡先 info@huaier.org

JCOPY 88002-887

コラム 書籍「最高のがん治療」を読んで

津川友介先生と勝俣範之先生、そして大須賀覚先生という3人のがんの専門家が著した「最高のがん治療」という書籍があります。この本についての感想を述べさせていただきます。

まず、彼らは日本緩和医療学会による「がんの補完代替療法クリニカル・エビデンス2016年版」を引用して、「がんを縮小させたり、延命効果を示したりするといったがんへの直接的な治療効果があると明確に証明された民間療法は一つもないのが現状です。」と言い放っています。

確かに2016年まではそうだったのです。ところが、2018年にGutに1000例規模のフアイアの大規模臨床試験が登場しました。肝細胞がん手術後の生存率でランダム化試験を行ってフアイアは明らかな統計的有意差を持って勝ち抜きました。「がんの補完代替療法クリニカル・エビデンス2016年版」には漢方のコーナーもあり、そこで明らかな抗がんエビデンスを得た生薬はないとなっています。ところがその漢方のコーナーを担当した今津嘉宏先生が、フアイアは明らかな抗がんエビデンスを得た世界初の生薬と認めています。そして私と一緒に、2019年の日本がん治療学会でフアイアの講演を行いました。

つまり、現在では「がんの補完代替療法クリニカル・エビデンス2016年版」が語っている情報は古く、またそれを引用している「最高のがん治療」のコメントも現在の変化している事情を反映していません。「最高のがん治療」は2020年の発刊ですので、4年前の情報を拠り所に、抗

第6章

がんエビデンスを有する生薬や漢方はないと断言しているのはちょっと残念なことです。

彼らはまた保険診療が最良の治療と断じます。トンデモ医療を否定したい医師達は「保険が適用される治療法こそ、最高の治療法である」と言い続けてきました。確かに数年前まではほぼその文言は合っていました。例外は、海外と日本の間の承認の遅れ（ドラッグ・ラグ）があって、海外では使用されている抗がん剤が日本では使用できていない時などです。ドラッグ・ラグの期間は大分短くなりましたが、実は今でも海外で認可されている薬剤を個人輸入している患者さんは少なからず存在します。

しかしながら、多くの国民に正しいがん医療を提供するには保険診療＝最良の医療という断定がわかりやすいのです。

他の例外として、重粒子線や陽子線治療があります。先進医療や自費診療で行われているがん治療が、保険適用にどんどん変更されています。先進医療は自費診療でありながら、混合診療とは違って、併用しても保険診療の支払いを否定されないシステムです。

また、がんの遺伝子検査も初発時に受けることは保険適用となっていません。再発時にやっと保険で認められています。進行・再発がんで組織横断的に保険適用が認められ始めた抗がん剤を使用するための遺伝子検査を含めて、自分のがんの遺伝子変異を初発時から知りたいと思う人も多いでしょう。

そして現在ではダヴィンチによるロボット手術の保険適用の範囲は広がりましたが、少し前まではたくさんの患者さんがロボット手術を希望したにもかかわらず、多くが自費診療でした。

つまり、保険医療＝最高のがん治療はわかりやすいメッセージではあるものの、実は保険診療以外を組み合わせた最高のがん治療も存在するのです。

そのひとつが私はファイアだと思っています。つまり、誰もが、副作用がない（稀な下痢のみ）、そして明らかな抗がんエビデンスを有する治療があるとは想像できなかったのです。そしてファイアは中国でこそ抗がん新薬として認可されていますが、日本では健康食品です。抗がん剤の専門家もまさか健康食品で流通しているものが、明らかな抗がんエビデンスを有するとは想定外だったのです。ファイアは免疫チェックポイント阻害剤のニボルバムのように免疫力を上げます。ところがニボルバムのように免疫を暴走させるほど亢進させることはありません。

ファイアが勝ち抜いた肝細胞がん手術後の再発防止の大規模臨床試験と同じようなものを分子標的薬のSorafenibが行っています。試験名はSTORM試験です。この結果は2015年の英文誌Lancetに発表⑽され、残念ながらファイアが残したような結果は全く出ませんでした。Sorafenibは2008年のNew England Journal of Medicineに発表⑾されたSHARP試験で進行肝臓がんでは有効性が確認されている薬剤です。つまり再発防止に有効であるエビデンスを得ることにはハードルが高いことがわかります。

「最高のがん治療」に、症例報告を並べるような本は怪しいといった論調があります。そこで、ファイアでがんが消えたといった症例は多数ありますが、この書籍には症例報告は敢えて載せていません。

ファイアは日本では健康食品として流通しています。つまりどのがん治療との併用も問題ないのです。ファイアの抗がんエビデンス効果をこの書籍を読んで信じる人だけが内服すればいいと思っています。どんな治療法を選択しようが、ファイアの効果はそこに有益性を上乗せします。

第7章

コンパニオン・アニマルへのファイア療法の可能性

古来より一部の動物は人間のパートナーとして暮らしてきました。特に犬や猫などは家庭において家族と同様な存在となっています。

実は、犬や猫の悪性腫瘍にファイアが効くのではないかと考えることは自然なのです。この本でご紹介した通り、人間の各種のがんにファイアが効果を発揮しています。そうであれば、犬や猫のがんにも効果があると科学的にも類推できます。

多くの基礎研究では、マウスやラットといった小動物で実験を行っています。ファイアも、マウスを使った研究論文が数多く発表されています。小動物で効果があれば、ウサギや犬といった中型の動物でも有効と推論し、臨床試験を行っていくのが、医学の世界です。

しかし、実際に飼われている犬や猫といったコンパニオン・アニマルで実験を行うことは動物愛護の倫理的観点から相当難しいのです。とはいえ、いろいろな治療を行っても良くならない場合や、治療法がまだ見つかっていない疾患の時に、ファイアを治験のような感覚で使用してみる、というのもひとつの方法です。

例えば、ファイアを、外科療法、化学療法、放射線療法、および免疫療法の治療効果を改善するためのアジュバント（併用療法）として使用する方法を私は提案します。

化学療法との併用例としては、ラパマイシン、タモキシフェン、パクリタキセルなどとファイアの併用で治療効果が強化されたことがマウス、ラットを使った実験で証明されています。

また、外科療法との併用例としては、肝臓がんの患者さんに対して、経カテーテル動脈化学塞栓療法（TACE）や肝移植時に、ファイアを併用したことで、生存率や無再発率が改善したことが示されています(30)。

このように小動物や人間でも研究結果が出ているファイアですから、既存療法に追加したり、あらゆる治療を行っても効果が出なかった場合に、使ってみる価値はあると考えられます。

ファイアを疾患予防のために活用することも考えられます。多くの疾患は、飼い主が気づいた時には、かなり進行してしまっている場合があります。打つ手が限られている状態のことが少なくありません。犬や猫の重大な疾患予防のために、日頃からファイアを活用することも効果があるのではないでしょうか。

さらに、副作用が強い抗がん剤の使用に飼い主さんが強い拒否反応を示すことがあります。そんな時に、副作用がなく、延命を含めた抗がん作用を期待できるファイアを単独で投与することも選択肢になります。

一方で犬や猫と人では、種が異なるから治療効果に相違がある可能性も否定できません。そこで獣医師の立場から、犬や猫へのファイアの有用性を確かめる必要があります。また、投与量や投与方法などに関しても詳細な検討が必要です。さらに、犬や猫にしか存在しない疾患にファイアが有益な可能性もあります。繰り返しますが、ファイアにはまだ犬や猫での研究報告がありません。ですから、これから臨床経験を積み重ねていくことが大事です。

そこで、２０２０年に日本獣医ファイア研究会が立ち上がりました。理事長は日本獣医がん学会理事の井上明先生です。井上先生を筆頭に5名の獣医師の先生が参画されています。ファイアを使用して犬や猫での症例研究を行っていますから、ファイアを治療に試されたい獣医師の先生や、大切な家族に何か救いの手を、とお考えの方は、ぜひファイアの活用を検討してみてください。左記ウェブサイトからご連絡いただけます。

日本獣医ファイア研究会のウェブサイト

https://huaier-v.org/

事務局連絡先 info@huaier-v.com

あとがき

あとがき

良い本ができたと思っています。この本の目的は、免疫を専門としない医師がファイアの魅力を理解するために、免疫を専門としない医師がファイアを患者さんに勧めるために、そして、患者さんがこの本を手に取っていただいても読めることです。最初は私がすべて書き下ろそうと思ったのですが、ついつい私がサイエンティストとして論文を書く要領で進めるので、論理的で整合性にこだわる文章になってしまいます。そんな文章を、免疫を専門としない医師や患者さんに読んでもらうと、「ちょっと難しい・・・」との御返事が帰って来ました。そこで、ライターの江川雄一さんに加わっていただき、平たい文章にして、むしろ論理性や整合性を少々犠牲にしても、最初から最後まで、免疫を知らない人が一気に読める体裁にしました。

私は新しいこと、誰もやっていないことが大好きで、それらを社会に啓発することが生き甲斐です。30年近く前、ほとんどの外科医が静脈外科に興味がない中、静脈外科の啓発普及に励みました。そしてオックスフォードから戻ってからは、セカンドオピニオンを日本に広める嚆矢を放つことに成功しました。そして漢方に出合い、モダン・カンポウと称して、漢方を西洋医学的診療に組み込む方法に尽力してきました。そしてその延長線上にファイアとの出合いがありました。

ファイアはこの本で述べてきたように世界初の抗がんエビデンスを得た生薬です。2016年に日本緩和医療学会が刊行した「がんの補完代替療法クリニカル・エビデンス(2016)」には、明らかな抗がんエビデンスを有する補完代替療法はひとつも見つからなかったと結論されています。そして多くの書籍がその情報を孫引きして、同じような論調を展開しています。時代は進歩しているのです。なんと、生薬ファイアが明らかな抗がんエビデンスを2018年に獲得しました。私は残りの人生をファイアの啓発普及に投じてもいいと確信しました。

2013年にイグノーベル医学賞をいただいた大学の私の研究室ではマウスを用いたファイアの実験が進行中です。現在、研究室のトップはイグノーベル医学賞受賞論文の共同

JCOPY 88002-887

執筆者であった内山雅照先生です。

私はファイアの臨床での有効性を確かめるために新見正則医院を立ち上げました。生薬は複数の成分の総和で、ファイアも同様です。その主成分がＴＰＧ－１と判明していますが、他の成分も必要と思っています。本書で出てきた「多成分系」がファイアの免疫を中庸にする働きのキーワードと思っています。その多成分系の発展として、新見正則医院では、ファイアに従来型の漢方薬を加えて、さらなる効果の増強を試みています。

時代は進歩します。現在、ファイアと同じく健康食品として扱われているものの中に、将来明らかな抗がんエビデンスを獲得するものが登場するかもしれません。ファイアも２０１８年のGutの論文が発表されるまでは、明らかな抗がんエビデンスがない生薬でした。しかし、複数の大規模臨床試験を行い明らかな抗がんエビデンスを獲得したのです。

前向き臨床試験は事前登録が必須です。ですから現在進行中の前向き臨床試験は検索可能です。ファイアの抗がん作用に関しては、そして他の疾患や病気に関しても、複数の大規模臨床試験が進行中です。一方で、私が知る限り他の健康食品で大規模臨床試験が進行中のものはありません。たくさんの魅力ある治療は世界中に存在するはずです。そんな治療がどんどんと大規模臨床試験を経て、世界から注目される日を期待しています。

そんな医療の進歩の小さな一歩をファイアと共に歩むことができれば幸せです。治療法がないと医師から見放されている患者さんを含めて、多くの難病や難症でご苦労されている方の手元にファイアが届いて、少しでも楽になることを願っています。

この書籍を刊行するにあたりいろいろと助言をいただいた新興医学出版社　林峰子社長に深謝申し上げます。

2021年　吉日

新見正則

JCOPY 88002-887

付録

エビデンス＆重要論文一覧

本書でご紹介したもの及びその関係論文

(1) Gut掲載の肝臓がんの論文
Effect of Huaier granule on recurrence after curative resection of HCC: a multicentre, randomised clinical trial.
Gut,Vol.67,Nov 2018,2006-2016

(2) 喘息
Evaluation on efficacy of Huaiqihuang granules in treatment of children with asthma at non-acute attack stage.
Journal of Jilin University Medicine Edition,Vol.44(3),597-603

(3) 喘息
Effects of Huaiqihuang Granule on immunoglobulin,T lymphocyte subsets and cytokines in children with cough variant asthma.
Journal of Hainan Medical University,Vol.23(3),2017,132-135

(4) 乾癬
A Randomized, Double-Blind, Controlled Clinical Study on the Curative Effect of Huaier on Mild-to-Moderate Psoriasis and an Experimental Study on the Proliferation of Hacat Cells.
BioMed Research International,Vol. 2018,2372895

(5) IgA腎症
Huai Qi Huang Ameliorates Proteinuria and Hematuria in Mild IgA Nephropathy Patients: A Prospective Randomized Controlled Study.
J Formos Med Assoc,Vol. 112(12),Dec 2013,766-772

(6) TPG-1についての論文
An immune-stimulating proteoglycan from the medicinal mushroom Huaier up-regulates NF-κB and MAPK signaling via Toll-like receptor 4.
Journal of biological chemistry,Vol. 294,ISSUE 8,Feb 2019,2628-5268

(7) 末期原発性肝臓がん患者さんへのフアイア投与の報告
Characterization and textual criticism of huaier.
Edible Fungi of China,vol.13(6),1993,22-23

(8) フアイアの研究がスタートしたことを示す文献
中薬（菌物薬）与腫瘤（槐耳顆粒剤的新薬研発,生産及其後継研究）
首届全国中医腫瘤高峰論壇,2012

⑼ フアイアの製造方法とその歴史について
真菌抗癌薬物槐耳顆粒的研制.
中国腫瘤,第12期,1999, 540-543

⑽ STORM試験
Adjuvant sorafenib for hepatocellular carcinoma after resection or ablation (STORM): a phase 3, randomised, double-blind, placebo-controlled trial.
Lancet Oncol, Vol.16,Oct 2015,1344-1354

⑾ SHARP試験
Sorafenib in Advanced Hepatocellular Carcinoma.
N Engl J Med,Vol.359,Jul 2008,378-390

⑿ 新型コロナウイルス肺炎のためのガイドライン
北京市新型冠状病毒肺炎中医薬防治方案（試行第五版）.
京中医政字,No. 89,Jun 2020

⒀ フアイアの乳がんに関するレビュー論文
Trametes robiniophila Murr in the treatment of breast cancer.
Biomedicine & Pharmacotherapy, Vol.128, August 2020,110254

⒁ トリプルネガティブ乳がん
A clinical study on the use of Huaier granules in post-surgical treatment of triple-negative breast cancer.
Gland Surg, Vol.8(6),Dec 2019,758-765

⒂ 胃がん・大腸がん
The effects of polysaccharides from Auricularia auricula (Huaier) in adjuvant anti-gastrointestinal cancer therapy: A systematic review and network meta-analysis.
Pharmacol Res,Vol.132,Jun 2018,80-89

⒃ 肺がん
Huaier Granule extract inhibits the proliferation and metastasis of lung cancer cells through down-regulation of MTDH, JAK2/STAT3 and MAPK signaling pathways.
Biomedicine & Pharmacotherapy,Vol.101,May 2018,311-321

⒄ パイロトーシスの誘導
Huaier extract suppresses non-small cell lung cancer progression through activating NLRP3-dependent pyroptosis.
Anat Rec(Hoboken),Vol.304(2),Feb 2021,291-301

⒅ miR-26b-5p/EZH2 シグナル伝達経路の発現促進
Huaier suppresses proliferation and induces apoptosis in human pulmonary cancer cells via upregulation of miR-26b-5p.
FEBS Lett,Vol.588(12),Jun 2014,2107-2114

⒆ 細胞周期の停止とアポトーシスの誘導
Huaier granule extract inhibits the proliferation and metastasis of lung cancer cells through down-regulation of MTDH, JAK2/STAT3 and MAPK signaling pathways.
Biomed Pharmacother,Vol.101,2018,311-321

⒇ 腎臓がん
The Anticancer Effect of Huaier Extract in Renal Cancer 786-O Cells.
Pharmacology,Vol.102(5-6),2018,316-323

(21) 膵臓がん
Huaier extract restrains pancreatic cancer by suppressing Wnt/β-catenin pathway.
Biomedicine & Pharmacotherapy,Vol.127,Jul 2020,110126

(22) 胆管がん
The synergistic antitumor effect of Huaier combined with 5-Fluorouracil in human cholangiocarcinoma cells.
BMC Complement.Altern Med,Vol.19(1),Aug 2019,203

(23) 子宮頸がん
Huaier aqueous extract inhibits cervical cancer cell proliferation via JNK/p38 pathway.
Int J Oncol,Vol.47(3), 2015,1054-1060

(24) 卵巣がん
Huaier aqueous extract inhibits ovarian cancer cell motility via the AKT/GSK3β/β-catenin pathway.
PLoS One,Vol.8(5),2013,e63731

(25) 前立腺がん
Huaier suppresses proliferative and metastatic potential of prostate cancer PC3 cells via downregulation of Lamin B1 and induction of autophagy.
Oncol Rep,Vol.39(6),Jun 2018,3055-3063

(26) 急性リンパ性白血病

Huaier extract enhances the treatment efficacy of imatinib in Ik6+ Ph+ acute lymphoblastic leukemia.
Biomedicine & Pharmacotherapy,Vol.117,Sep 2019,109071

(27) 線維肉腫

Huaier aqueous extract induces apoptosis of human fibrosarcoma HT1080 cells through the mitochondrial pathway.
Oncol Lett, Vol.9(4),Apr 2015,1590-1596

(28) メラノーマ

Effects of Huaier aqueous extract on proliferation and apoptosis in the melanoma cell line A875.
Acta Histochem,Vol.115(7),Sep 2013,705-11

(29) 原発性糸球体疾患

Preliminary Study of Huai Qi Huang Granules Delay the Development of Primary Glomerular Diseases in Humans.
Ren Fail.,Vol.36(9),Oct 2014,1407-10

(30) TACE論文

Transarterial chemoembolization combined with Huaier granule for the treatment of primary hepatic carcinoma: Safety and efficacy.
Medicine (Baltimore), Vol.96(29),Jul.2017,e7589

TPG-1登場以前の基礎研究レビュー・1

Trametes robiniophila Murr: a traditional Chinese medicine with potent anti-tumor effects.
Cancer Management and Research,Vol.11,2019,1541-1549

TPG-1登場以前の基礎研究レビュー・2

The anticancer effect of Huaier (Review).
Oncol Rep,Vol.34(1),Jul 2015,12-21

アメリカ臨床登録機構

Clinical Trials. gov 登録済の臨床研究（2021.5月現在）

大腸がん
Huaier Granule As Adjuvant Therapy for Colorectal Cancer After Radical Surgery

大腸がん
Adjuvant Chemotherapy Combined With Huaier Granule for Treating High-risk Stage II, Stage III Colorectal Cancer

肝臓がん
Huaier Granule for Prevention of Disease Progression of Hepatocarcinoma After Non- radical Hepatectomy

トリプルネガティブ乳がん
Huaier Granule in Treating Women With Triple Negative Breast Cancer

非小細胞肺がん
Huaier Granule for Prevention of Recurrence and Metastasis of Stage II and III Non-small Cell Lung Cancer (NSCLC)

大腸がん
Huaier Granules for Prevention of Recurrence and Metastasis of Colorectal Cancer Patients Following Radical Surgery

肝細胞がん
Huaier Granule for Prevention of Recurrence and Metastasis of Hepatocarcinoma Following Local Ablation

閉塞性黄疸
Investigating the Efficacy and Safety of the Combination Treatment of Huaier Granule and Biliary Drainage for MOJ

乳がん
Neoadjuvant Chemotherapy With or Without Huaier Granule in Treating Women With Locally Advanced Breast Cancer That Can Be Removed By Surgery

新型コロナウイルス肺炎
The Efficacy and Safety of Huaier in the Adjuvant Treatment of COVID-19: a Prospective, Multicenter, Randomized, Parallel Controlled Clinical Study

参考文献

李時珍：本草綱目．明代．

篠原孝市 [ほか] 編：肘後備急方 明版．オリエント出版社，1992.

特定非営利活動法人 日本緩和医療学会　緩和医療ガイドライン作成委員会：がんの補完代替療法クリニカル・エビデンス（2016年版）．金原出版株式会社，2016.

新見正則：西洋医がすすめる漢方．新潮社，2010.

国民の健康と医療を担う漢方の将来ビジョン研究会：提言書．国民の健康と医療を担う漢方の将来ビジョン研究会，2017.

勝俣 範之，大須賀 覚，津川 友介：世界中の医学研究を徹底的に比較してわかった最高のがん治療．ダイヤモンド社，2020.

山本英夫 [ほか]：「糖鎖」の健康学　補完代替医療のトップランナー．ライブストーン，2020.

新見正則：本当に明日から使える漢方薬　7時間速習入門コース．新興医学出版社，2010.

新見正則：フローチャート漢方薬治療．新興医学出版社，2011.

松田邦夫，新見正則：西洋医を志す君たちに贈る漢方談義．新興医学出版社，2012.

新見正則：３秒でわかる漢方ルール．新興医学出版社，2014.

新見正則：実践３秒ルール　128漢方処方分析．新興医学出版社，2016.

新見正則：フローチャートがん漢方薬．新興医学出版社，2017.

著者紹介　新見 正則（にいみ　まさのり）

1959年京都府生まれ。新見正則医院院長。85年慶應義塾大学医学部卒業。93年より英国オックスフォード大学医学部博士課程で移植免疫学を学び、98年にDoctor of Philosophy (D.Phil.)取得。オペラ「椿姫」をマウスに聞かせると移植された心臓が拒絶されないという実験で、2013年「イグノーベル賞」医学賞を受賞。帝京大学附属病院にて大学病院では日本初となるセカンドオピニオン外来を開設した、セカンドオピニオンのパイオニアとしても知られる。2020年まで帝京大学医学部大学院移植免疫学・東洋医学の指導教授。臨床医としての専門は血管外科・消化器外科だが、「漢方が趣味の西洋医」を自称し、2020年に新見正則医院を開院。がんや難病・難症などで遠方から足を運ぶ患者さんも多い。趣味はトライアスロン。愛妻と愛娘と愛犬一匹と暮らす。著書は『フローチャート漢方薬』シリーズ（新興医学出版社）、『モダン・カンポウ』シリーズ（新興医学出版社）、『患者必読』(朝日新聞出版)、『西洋医がすすめる漢方』(新潮社)ほか多数。

©2021　　第1版発行　2021年7月21日

抗がんエビデンスを得た生薬フアイア
各種がん・免疫疾患に科学的根拠が続々登場

（定価はカバーに表示してあります）

検印省略

著者　新見正則

発行者　江川雄一
発行所　いまじにあ株式会社

発売元　株式会社 新興医学出版社
〒113-0033 東京都文京区本郷6-26-8
TEL 03-381-2853　FAX 03-3816-2895

印刷　株式会社 PPA　　ISBN978-4-88002-887-3　　郵便振替　00120-8-191625